THE DISH DIET

医師が考案した

スルッと

ラクやせ食事術

お皿変えるだけダイエット

美容外科医

桜井夏子

NATSUKO SAKURAI

日本文芸社

Introduction

この本を書くにあたり……

「痩せたいけれど、どのようにダイエットを始めたらいいかわからない」
「色々な情報が溢れていて、何を信じたら良いかわからない」
「食べてないのに、なぜか痩せない」
そんな悩みの声を多く聞きます。

実際、ダイエットに関する情報の中には、エビデンスのない不確かなものを多く見かけます。
かくいう私も間違ったダイエットによって健康を害したうちの一人です。
ダイエットをするたび、健康的に理想のカラダに近づくための食事の「適量」とはどれくらいなのか。それがわかればダイエットも難しくないのに……と何度も思いました。
私がダイエットや栄養について日々情報を発信しているのは、過去の私のように間違った

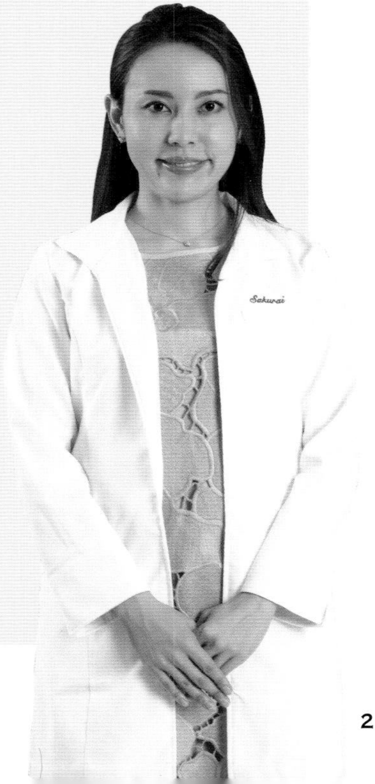

ダイエットをすることで健康を害する人を減らしたい、そして理想の体型になることで、自分に自信が持てるようになるお手伝いをしたいという強い思いからです。

食事の時間は、友人や家族といった大切な人たちと過ごす、楽しくかけがえのないひとときです。ダイエット中はそのような場を避けがちですが、経験上、私は大切な機会を逃してしまったと後悔しています。この本では、極端な制限は設けずに、大切な会食の機会は思いきり楽しんでいただきながらダイエットする方法をご紹介しています。

私がご提案するダイエットは、短時間で大幅に減量できるダイエット法ではありません。その代わり、リバウンドすることなく、美しく健康的に痩せることができる方法です。

１枚のお皿をベースに、ライフスタイルや目標に合わせた食事の適量を身につけ、痩せ体質を定着させましょう。

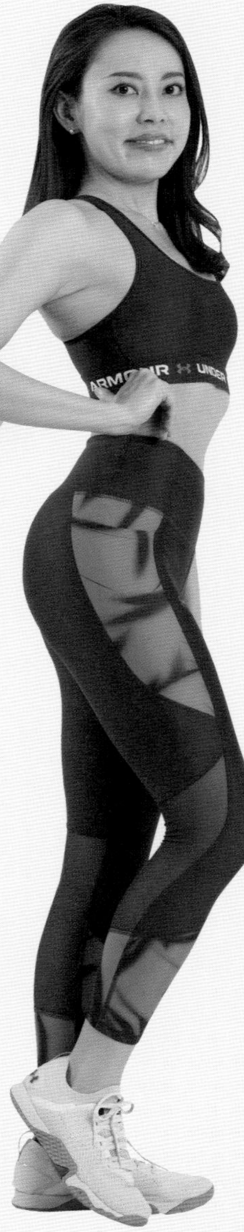

「美ボディジャパン コンテスト」で地区優勝!!

櫻井夏子LOVE MYSELF

ダイエットヒストリー

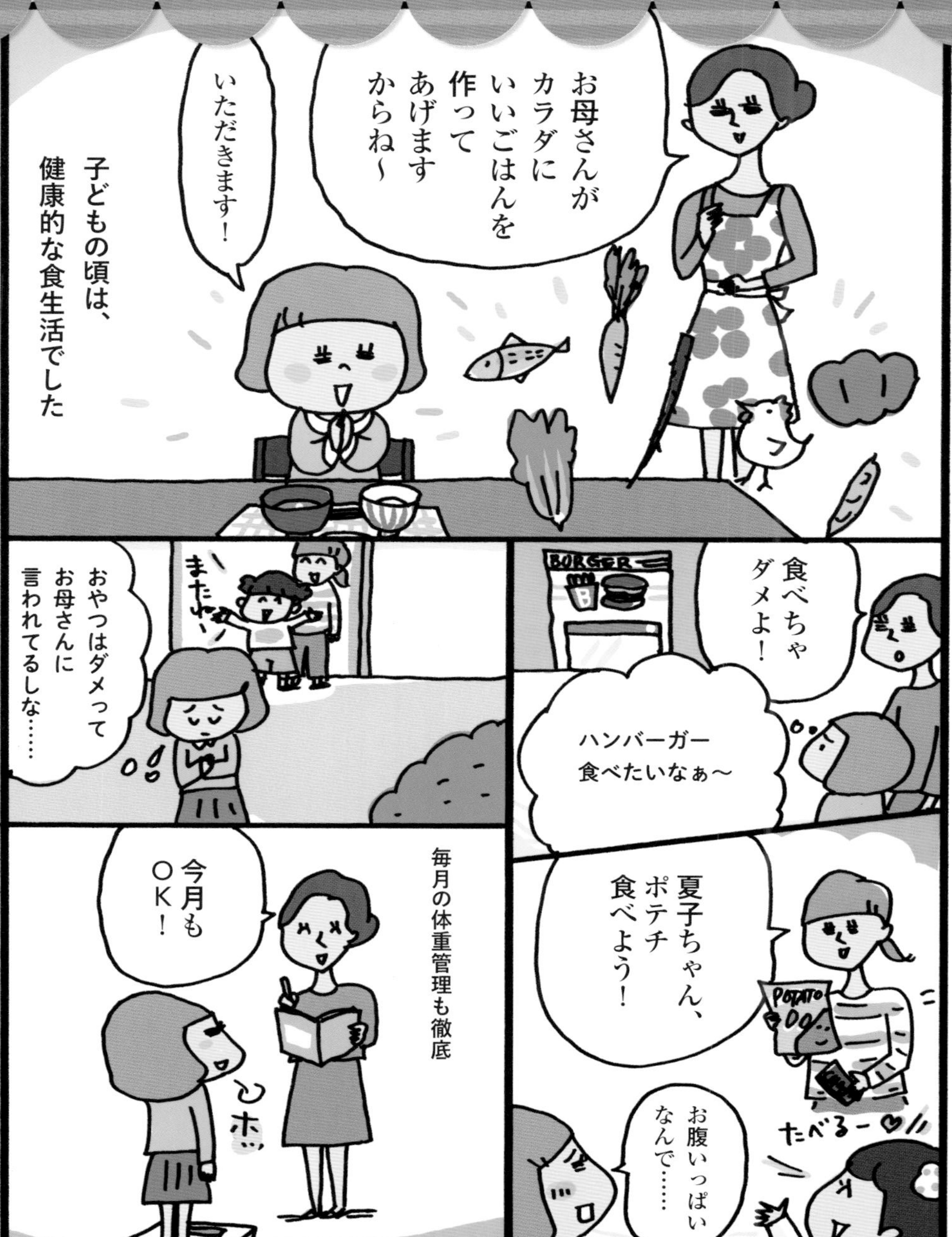

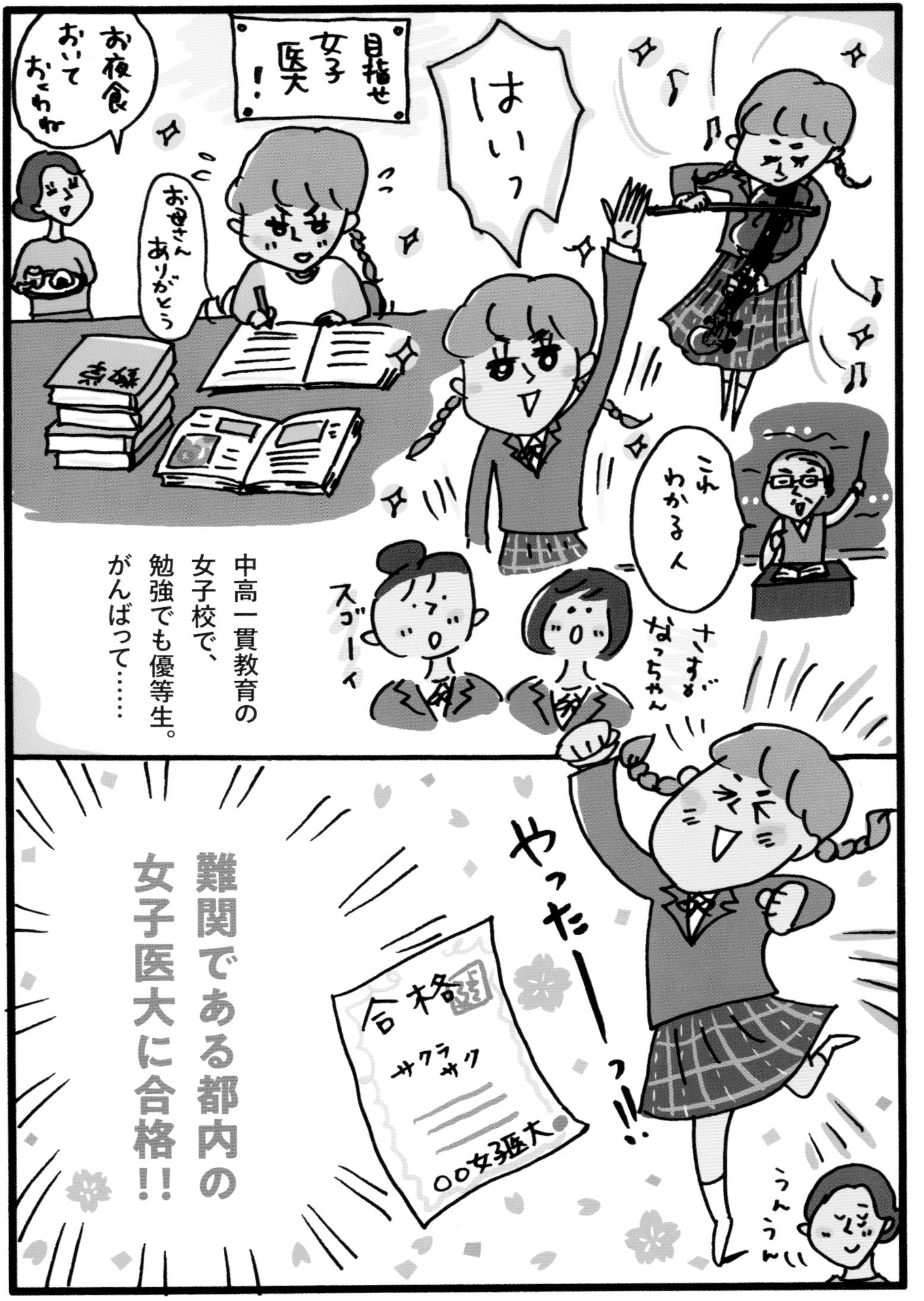
はいっ
これわかる人
さすがなっちゃん
スゴーイ
目指せ女子医大!
お夜食おいておくわね
お母さんありがとう
中高一貫教育の女子校で、勉強でも優等生。がんばって……
やったーっ!!
難関である都内の女子医大に合格!!
合格
サクラサク
○○女子医大
うんうん

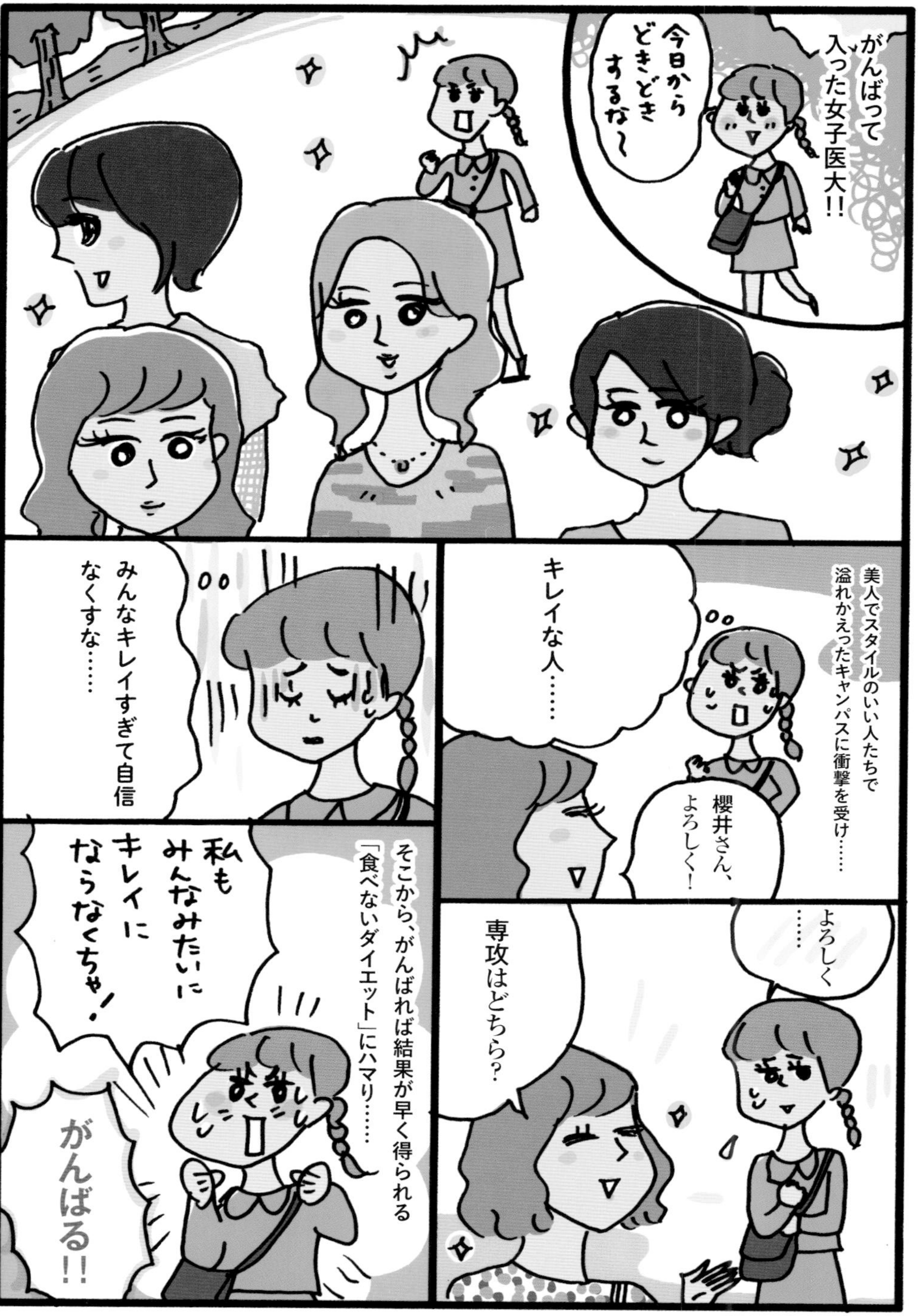

がんばって入った女子医大!!
今日からどきどきするな〜
美人でスタイルのいい人たちで溢れかえったキャンパスに衝撃を受け……
キレイな人……
櫻井さん、よろしく!
みんなキレイすぎて自信なくすな……
よろしく……
専攻はどちら?
そこから、がんばれば結果が早く得られる「食べないダイエット」にハマり……
私もみんなみたいにキレイにならなくちゃ!
がんばる!!

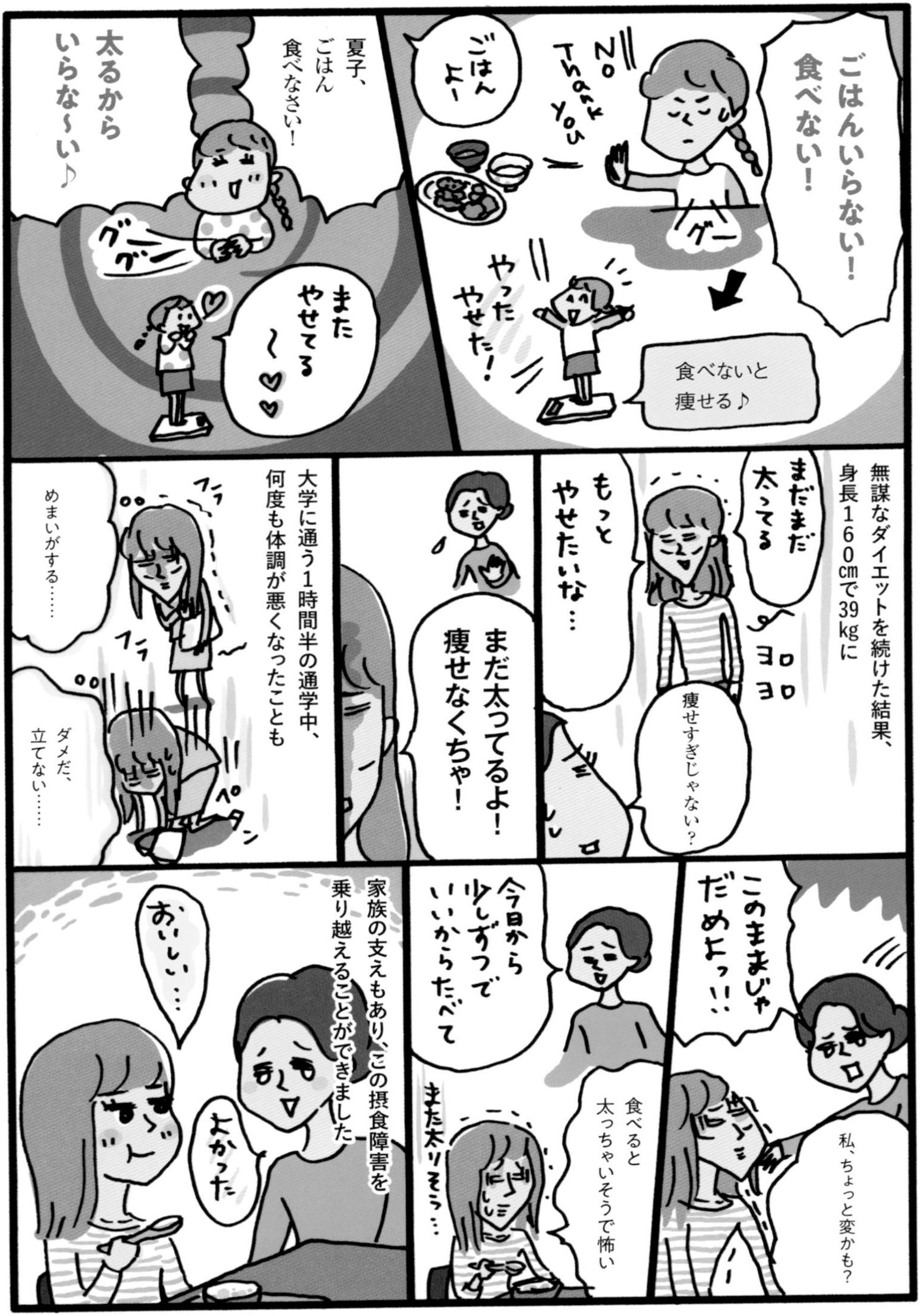
ごはんいらない！食べない！
ごはんよー
No Thank You
グー
やったやせた！
食べないと痩せる♪
夏子、ごはん食べなさい！
太るからいらな～い♪
グーグー
またやせてる～♡♡
無謀なダイエットを続けた結果、身長160㎝で39kgに
まだまだ太ってる
もっとやせたいな…
ヨロヨロ
痩せすぎじゃない？
まだ太ってるよ！痩せなくちゃ！
大学に通う1時間半の通学中、何度も体調が悪くなったことも
フラフラ
めまいがする……
フラ
ダメだ、立てない……
ペタン
このままじゃだめよっ!!
私、ちょっと変かも？
今日から少しずつでいいからたべて
食べると太っちゃいそうで怖い
また太りそう…
家族の支えもあり、この摂食障害を乗り越えることができました
おいしい…
よかった

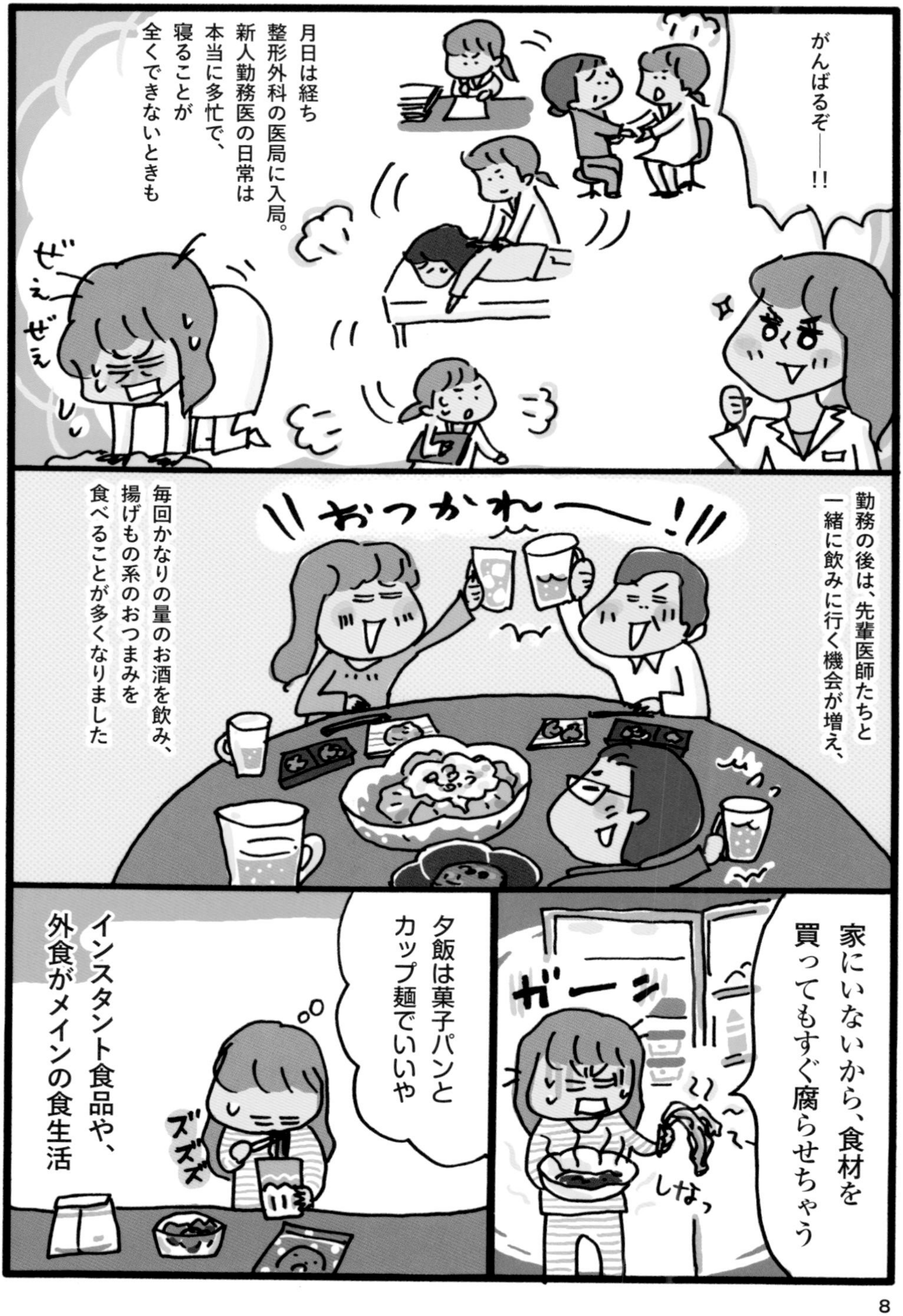
がんばるぞ――!!
月日は経ち
整形外科の医局に入局。
新人勤務医の日常は
本当に多忙で、
寝ることが
全くできないときも
ぜぇ ぜぇ
勤務の後は、先輩医師たちと
一緒に飲みに行く機会が増え、
おつかれ――!
毎回かなりの量のお酒を飲み、
揚げもの系のおつまみを
食べることが多くなりました
家にいないから、食材を
買ってもすぐ腐らせちゃう
ガーン
しなっ
夕飯は菓子パンと
カップ麺でいいや
ズズズ
インスタント食品や、
外食がメインの食生活

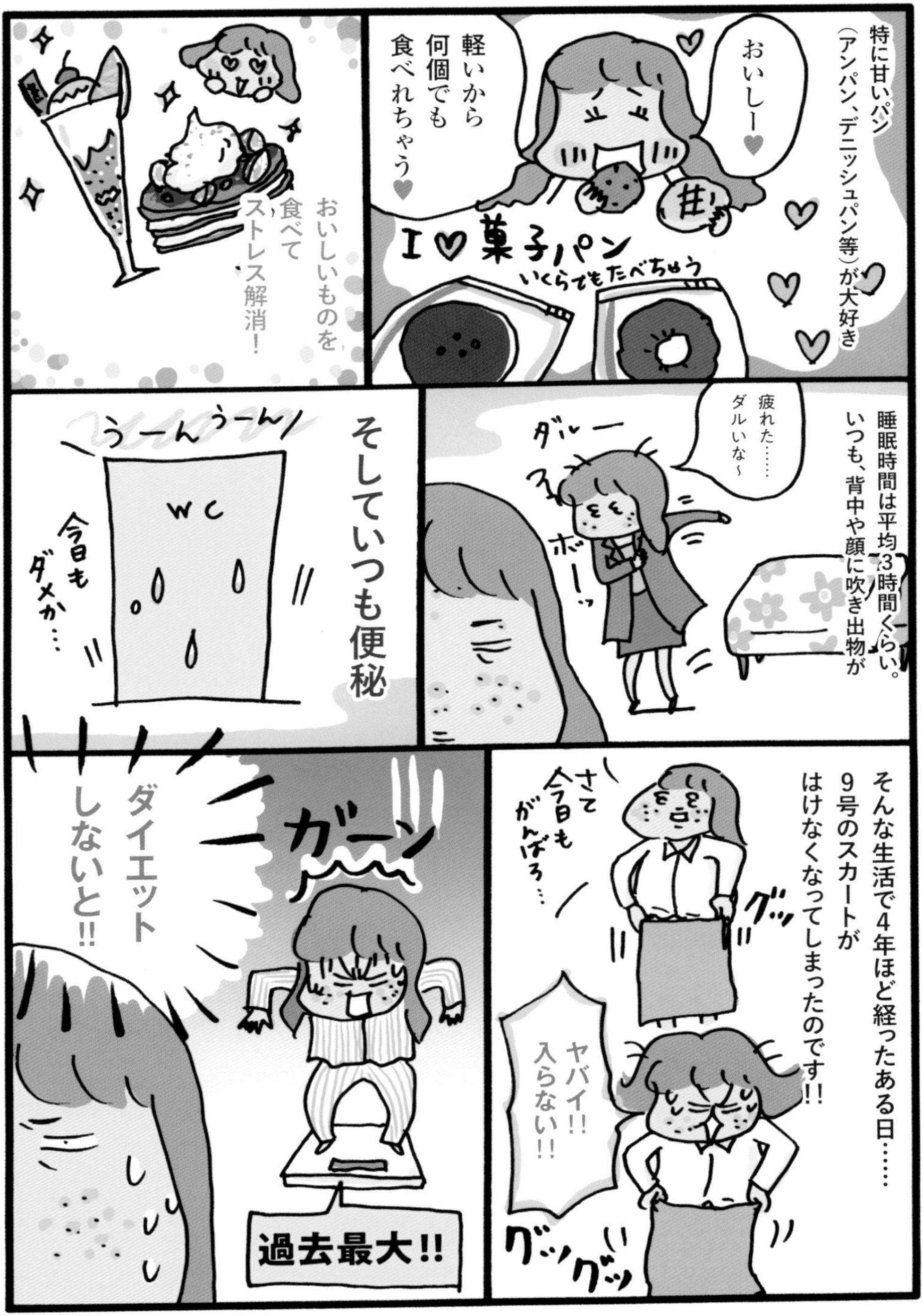
特に甘いパン（アンパン、デニッシュパン等）が大好き
おいしー♥
軽いから何個でも食べれちゃう♥
I♥菓子パン
いくらでもたべちゅう
おいしいものを食べてストレス解消！
睡眠時間は平均3時間くらい。いつも、背中や顔に吹き出物が
疲れた……ダルいな～
ダルーー
ボーーッ
そしていつも便秘
うーんうーん
WC
今日もダメか…
そんな生活で4年ほど経ったある日……
9号のスカートがはけなくなってしまったのです!!
さて今日もがんばろ…
グッ
ヤバイ!! 入らない!!
グッグッ
ダイエットしないと!!
ガーン
過去最大!!

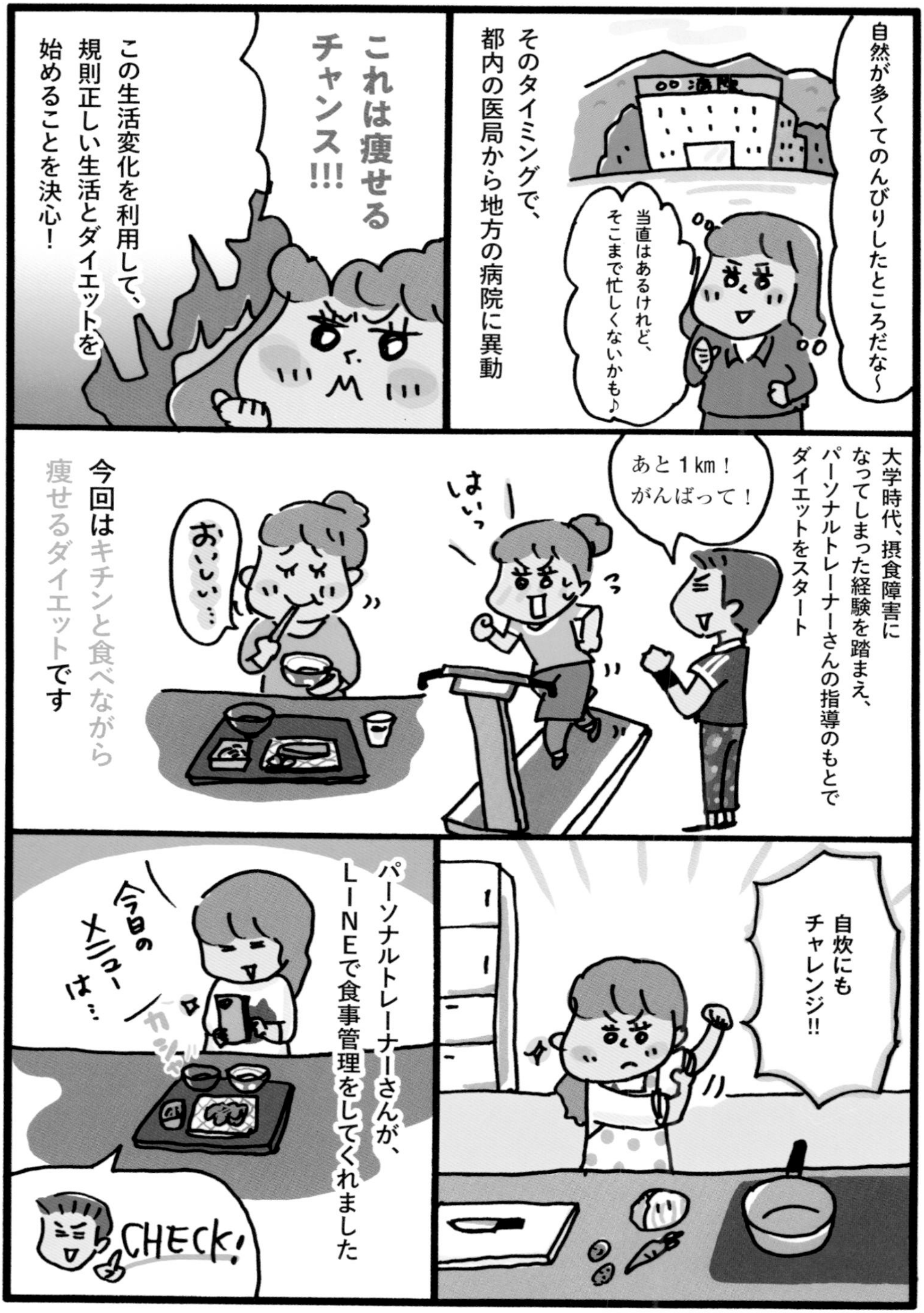
自然が多くてのんびりしたところだな～
当直はあるけれど、そこまで忙しくないかも♪
そのタイミングで、都内の医局から地方の病院に異動
これは痩せるチャンス!!!
この生活変化を利用して、規則正しい生活とダイエットを始めることを決心！
大学時代、摂食障害になってしまった経験を踏まえ、パーソナルトレーナーさんの指導のもとでダイエットをスタート
あと1㎞！がんばって！
はいっ
おいしい…
今回はキッチンと食べながら痩せるダイエットです
自炊にもチャレンジ!!
パーソナルトレーナーさんが、LINEで食事管理をしてくれました
今日のメニューは…
カシャ
CHECK!

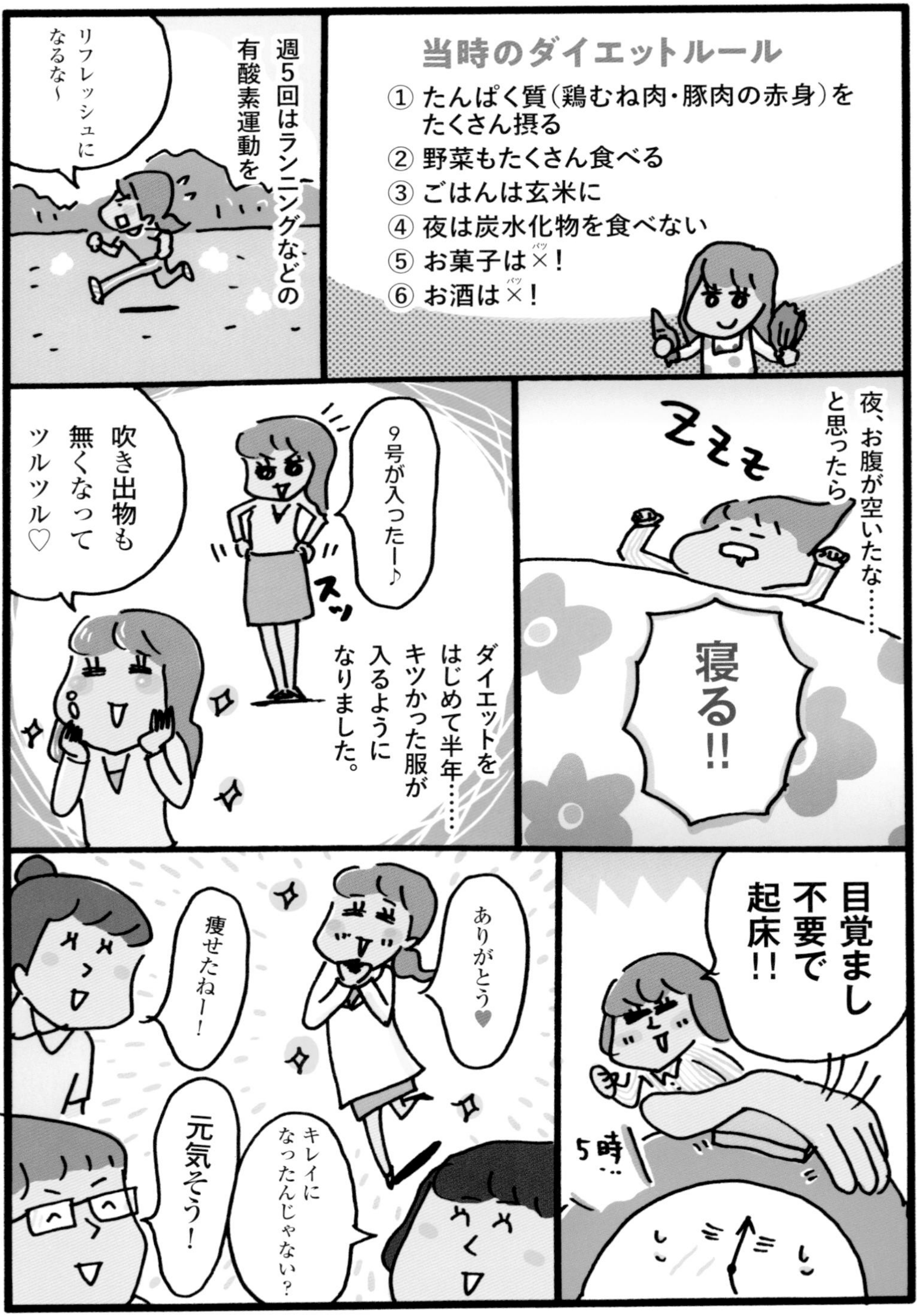
当時のダイエットルール
① たんぱく質(鶏むね肉・豚肉の赤身)をたくさん摂る
② 野菜もたくさん食べる
③ ごはんは玄米に
④ 夜は炭水化物を食べない
⑤ お菓子は×《バツ》!
⑥ お酒は×《バツ》!
週5回はランニングなどの有酸素運動を
リフレッシュになるな〜
夜、お腹が空いたな……と思ったら
寝る!!
ダイエットをはじめて半年……キツかった服が入るようになりました。
9号が入ったー♪
スッ
吹き出物も無くなってツルツル♡
目覚まし不要で起床!!
5時…
ありがとう♥
痩せたねー!
キレイになったんじゃない?
元気そう!

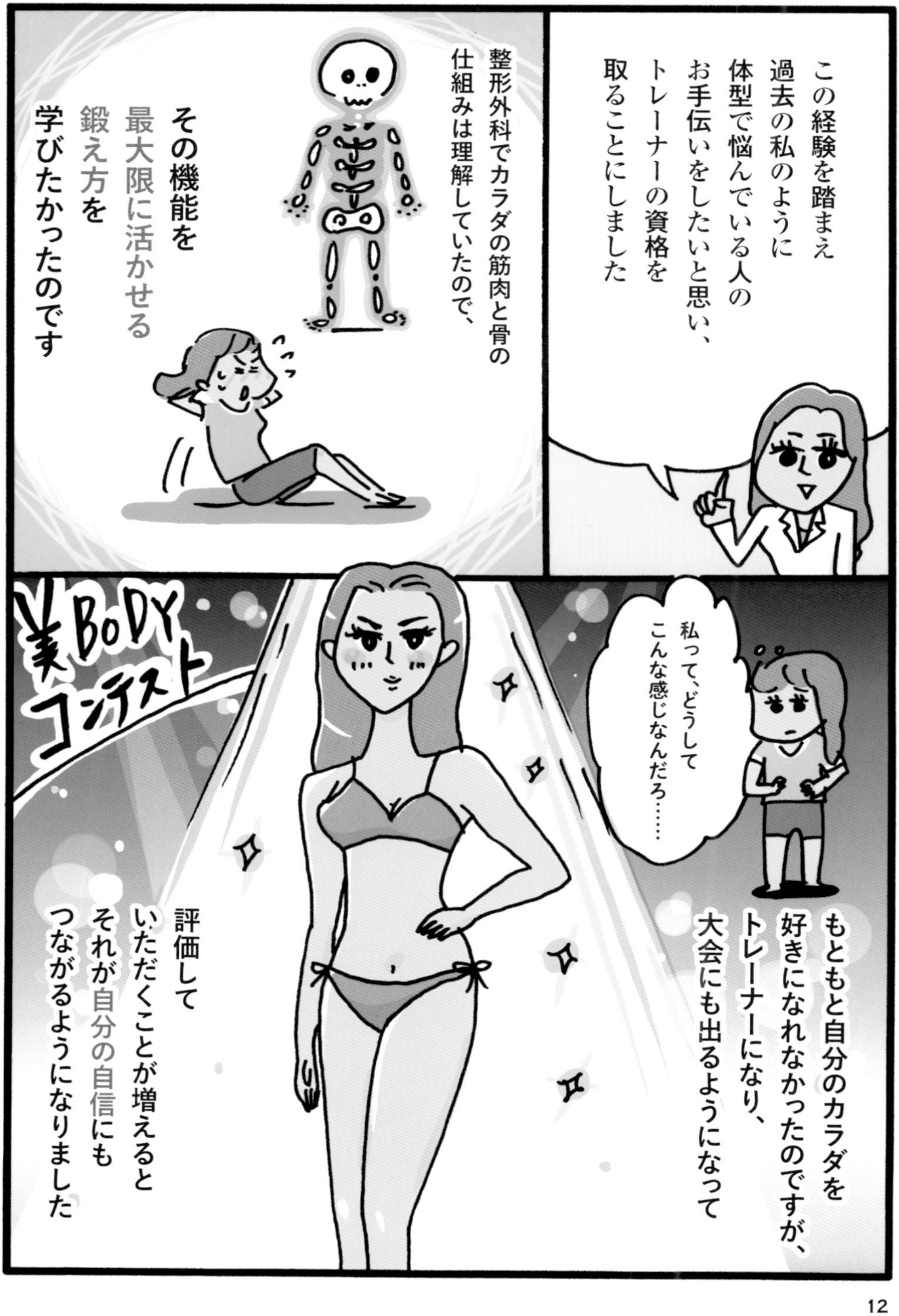
この経験を踏まえ
過去の私のように
体型で悩んでいる人の
お手伝いをしたいと思い、
トレーナーの資格を
取ることにしました
整形外科でカラダの筋肉と骨の
仕組みは理解していたので、
その機能を
最大限に活かせる
鍛え方を
学びたかったのです
美BODYコンテスト
私って、どうして
こんな感じなんだろ……
もともと自分のカラダを
好きになれなかったのですが、
トレーナーになり、
大会にも出るようになって
評価して
いただくことが増えると
それが自分の自信にも
つながるようになりました

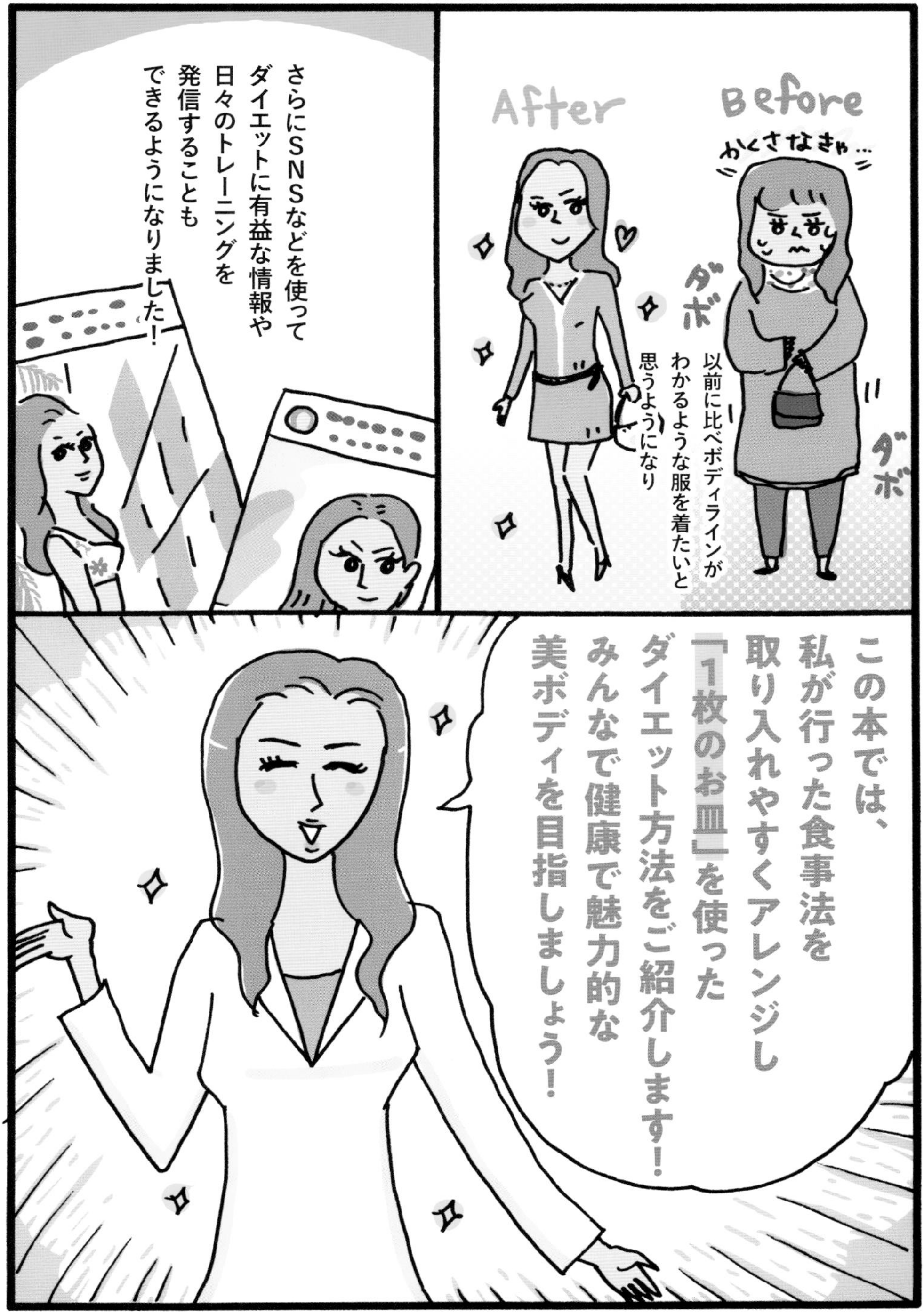
Before
かくさなきゃ…
ダボ
ダボ
After
以前に比べボディラインがわかるような服を着たいと思うようになり
さらにSNSなどを使ってダイエットに有益な情報や日々のトレーニングを発信することもできるようになりました!
この本では、私が行った食事法を取り入れやすくアレンジし「1枚のお皿」を使ったダイエット方法をご紹介します!みんなで健康で魅力的な美ボディを目指しましょう!

もくじ　CONTENTS

食生活を
見直してみましょう

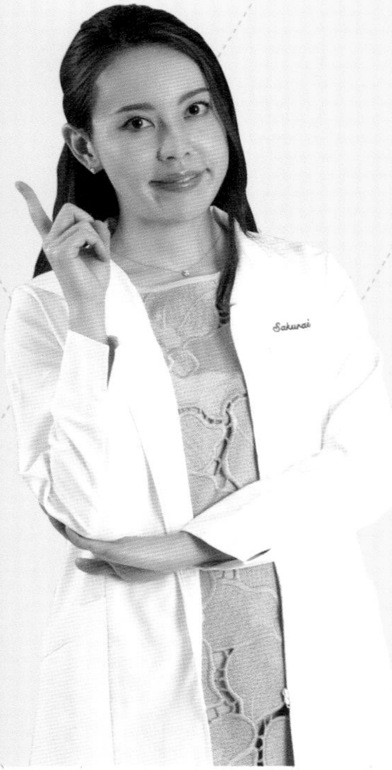

もくじ　CONTENTS

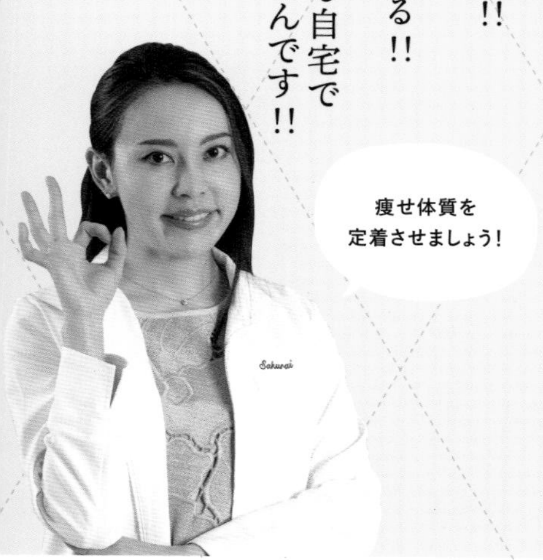

痩せ体質を
定着させましょう！

Diet Column

Part 1

ダイエットにも必要な栄養素があるんです！

食事制限することで食事内容に偏りが生じると、必要な栄養素が不足し、逆に痩せにくい状態になる恐れも。ここではダイエットに欠かせない栄養素をご説明します。

鉄

鉄は細胞がエネルギーを生み出すために、欠かせない栄養素。鉄が不足すると酸素が全体にいきわたらず、筋肉や内臓の力が低下し基礎代謝が落ちることも。肉や魚に含まれる「ヘム鉄」、野菜や穀物類に含まれている「非ヘム鉄」と主に2種類に分けられます。

多く含まれる食品

吸収率の高い「ヘム鉄」は豚レバー、鶏のレバー、牛ヒレ肉、カツオ、あさり、牡蠣、卵などに多く含まれています。

亜鉛

亜鉛が不足すると、たんぱく質やホルモンの合成、DNAの複製に悪影響を及ぼすことがあります。亜鉛の吸収を阻害するポリリン酸などの食品添加物や、レトルト食品を多く摂取することは、亜鉛不足を招く原因になることもあるので注意が必要です。

多く含まれる食品

牡蠣、豚レバー、卵、鶏肉などの動物性食品や、抹茶、ごま、アーモンド、小麦、そば粉などの植物性食品に含まれます。

マグネシウム

300種類以上の酵素反応に関与し、代謝はホルモンの分泌、エネルギー生産機構、遺伝情報の発現や神経伝達などに大きく関わる必須栄養素。アルコールの多量飲酒、極端な食事制限、ファストフードなどの加工食品の偏食などで不足する恐れがあります。

多く含まれる食品

ひじき、削り昆布、いりごま、海苔、アーモンド、大豆、あさり、いくら、桜エビ、牡蠣、ししゃも、チーズなどに含まれています。

PART 1

「1枚のお皿」で痩せられる!?

1枚のお皿をベースに食事をするスタイルを身につければ
自分に合った食事量がわかり、自然と痩せ体質になれます。

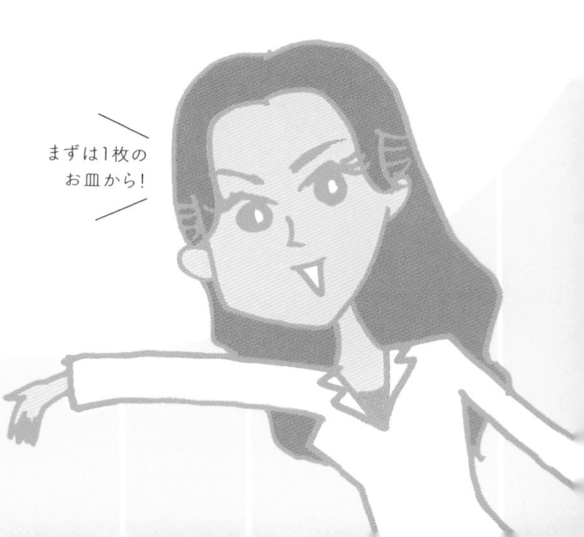

痩せられない人でも痩せられる!? 櫻井先生のダイエット指導スタート

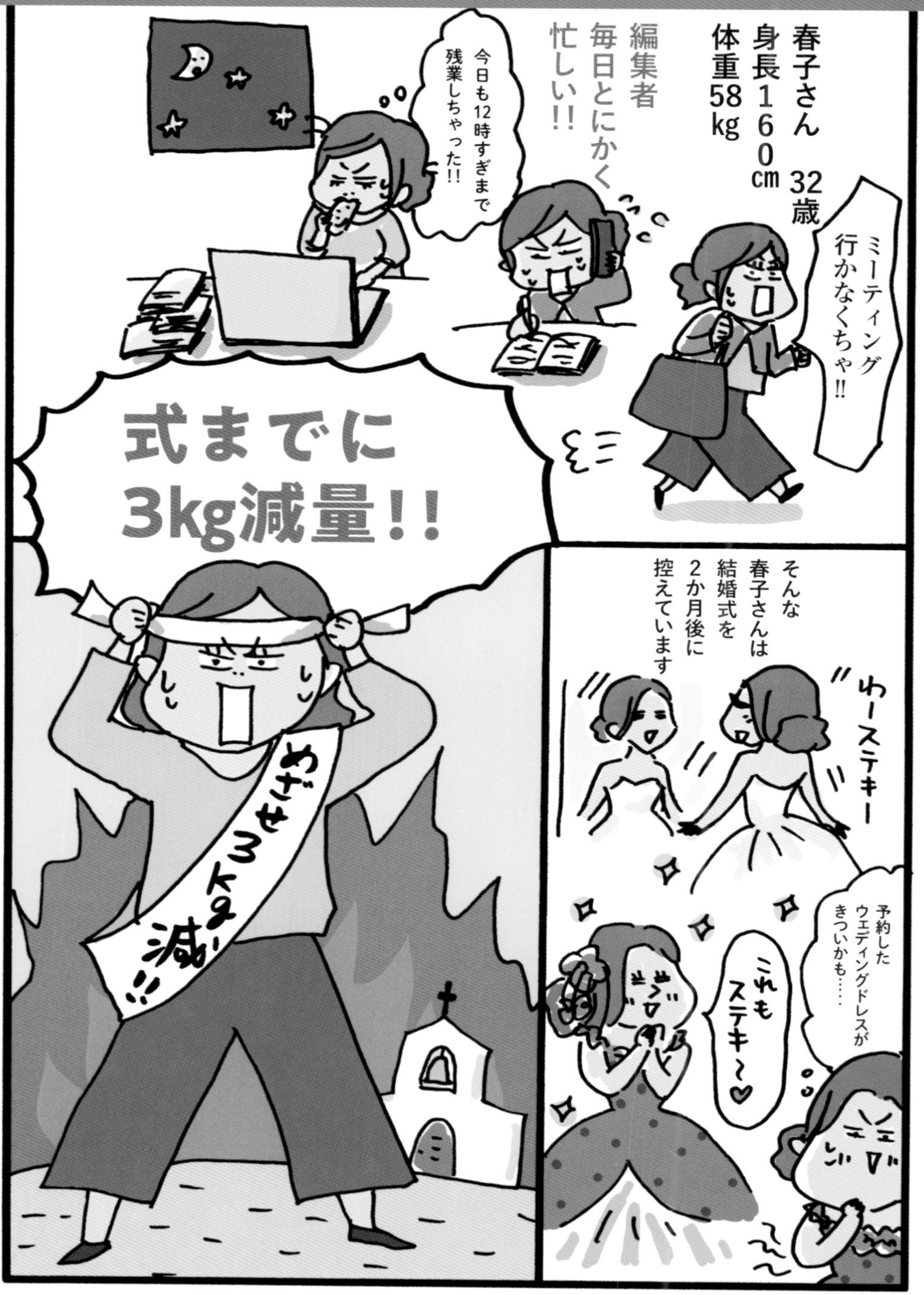
春子さん 32歳
身長160cm
体重58kg
編集者
毎日とにかく忙しい!!
ミーティング行かなくちゃ!!
今日も12時すぎまで残業しちゃった!!
式までに3kg減量!!
めざせ3kg減!!
そんな春子さんは結婚式を2か月後に控えています
わーステキー
これもステキ〜♡
予約したウエディングドレスがきついかも……

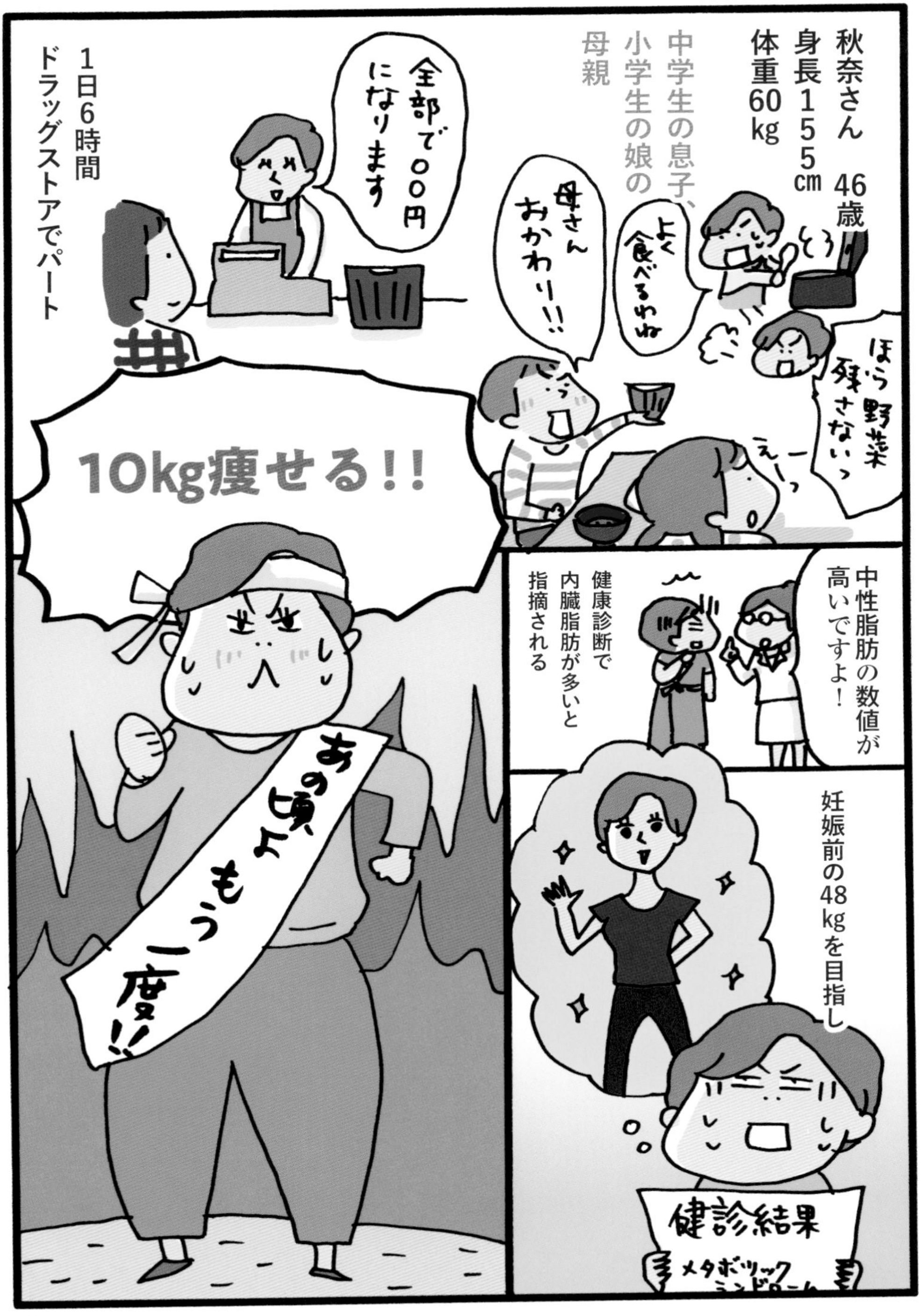
秋奈さん 46歳
身長155cm
体重60kg
中学生の息子、小学生の娘の母親
よく食べるわね
母さんおかわり!!
ほら野菜残さないっ
えーっ
全部で○○円になります
1日6時間ドラッグストアでパート
10kg痩せる!!
中性脂肪の数値が高いですよ!
健康診断で内臓脂肪が多いと指摘される
あの頃よもう一度!!
妊娠前の48kgを目指し
健診結果
メタボリック

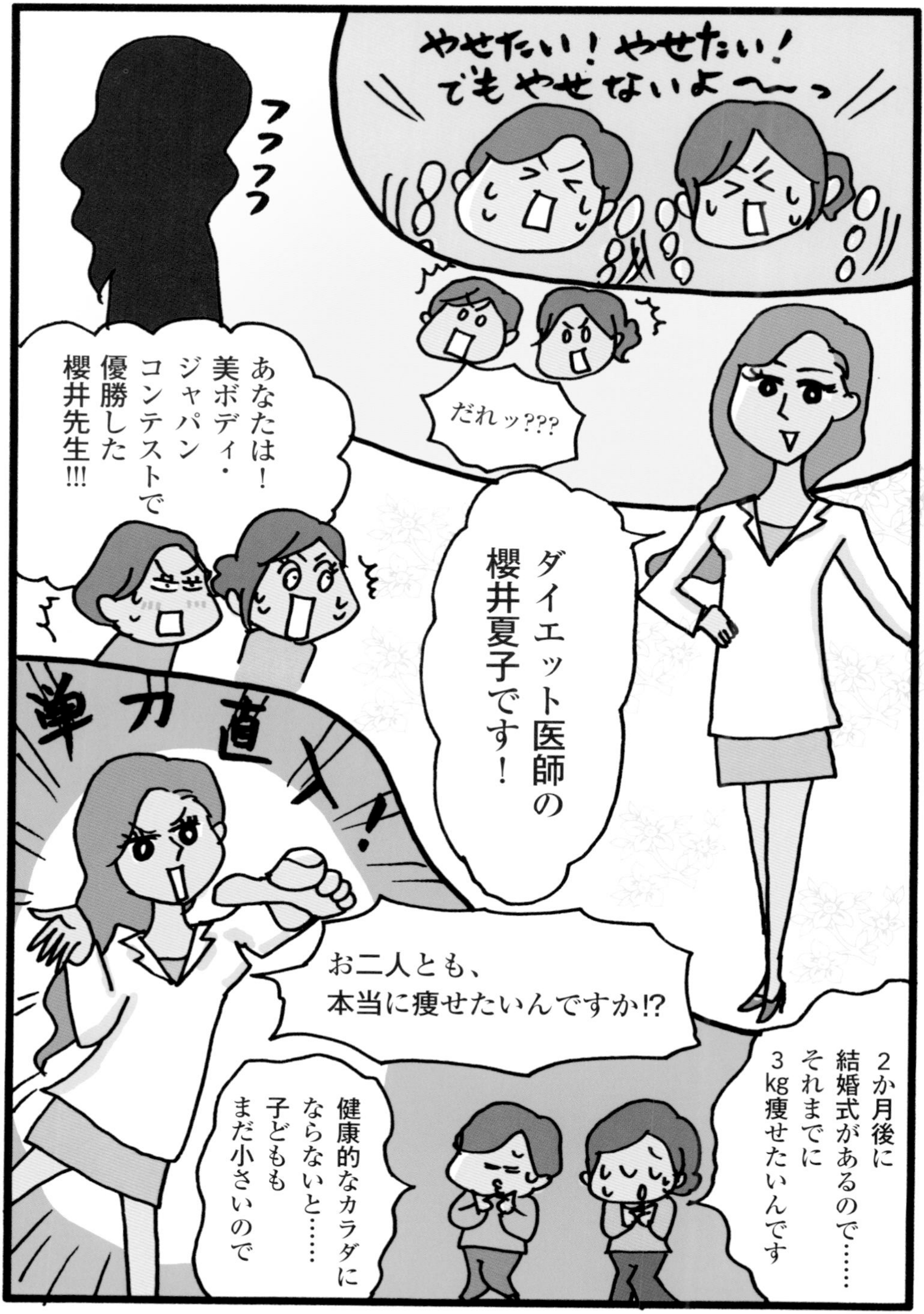
やせたい！やせたい！
でもやせないよ〜〜っ
フフフフ
だれッ???
ダイエット医師の櫻井夏子です！
あなたは！美ボディ・ジャパンコンテストで優勝した櫻井先生!!!
単刀直入！
お二人とも、本当に痩せたいんですか!?
2か月後に結婚式があるので……それまでに3kg痩せたいんです
健康的なカラダにならないと……子どももまだ小さいので

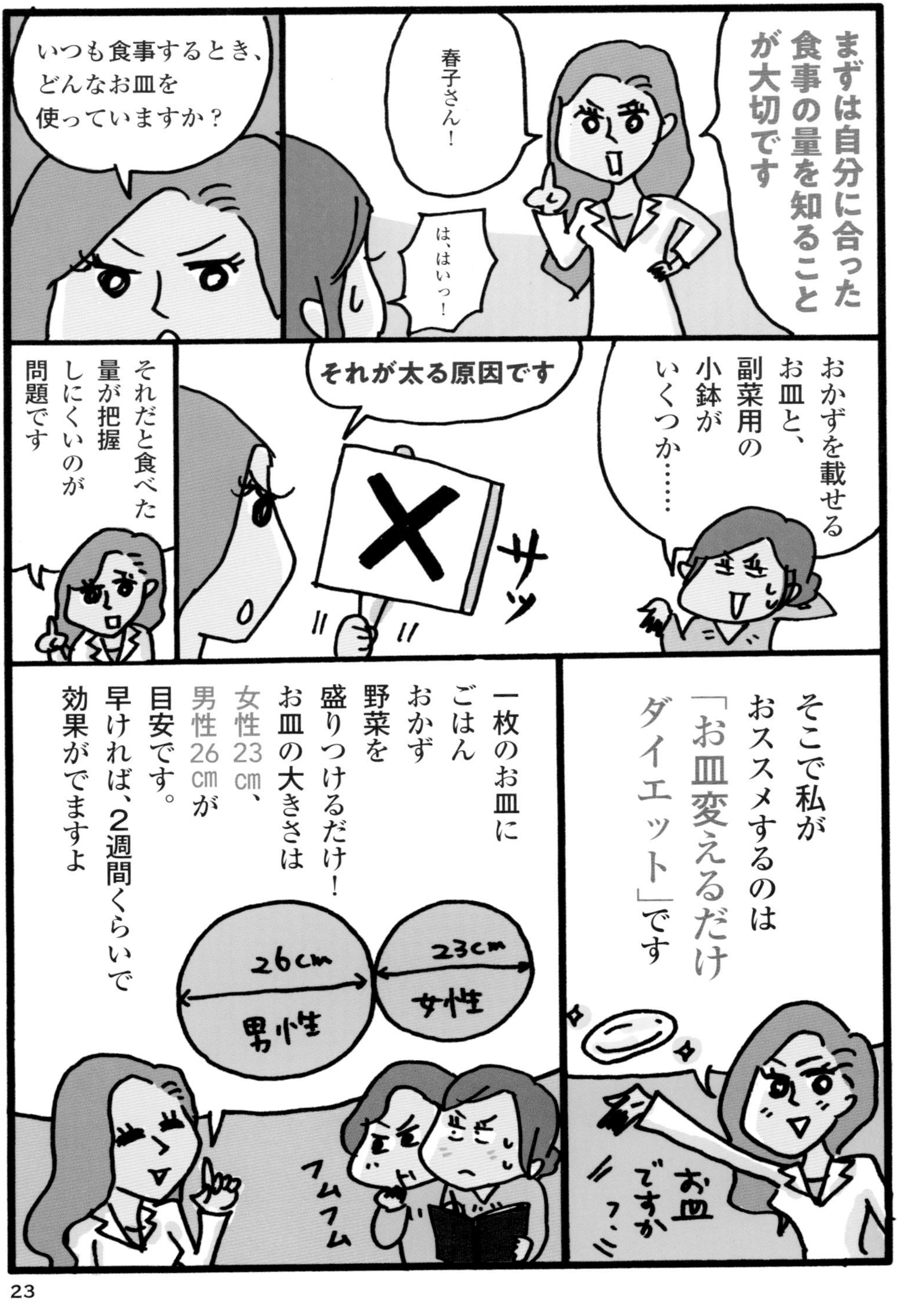
まずは自分に合った食事の量を知ることが大切です
春子さん！
は、はいっ！
いつも食事するとき、どんなお皿を使っていますか？
おかずを載せるお皿と、副菜用の小鉢がいくつか……
それが太る原因です
サッ
それだと食べた量が把握しにくいのが問題です
そこで私がおススメするのは「お皿変えるだけダイエット」です
お皿ですか
一枚のお皿にごはんおかず野菜を盛りつけるだけ！お皿の大きさは女性23㎝、男性26㎝が目安です。早ければ、2週間くらいで効果がでますよ
26cm
男性
23cm
女性
フムフム

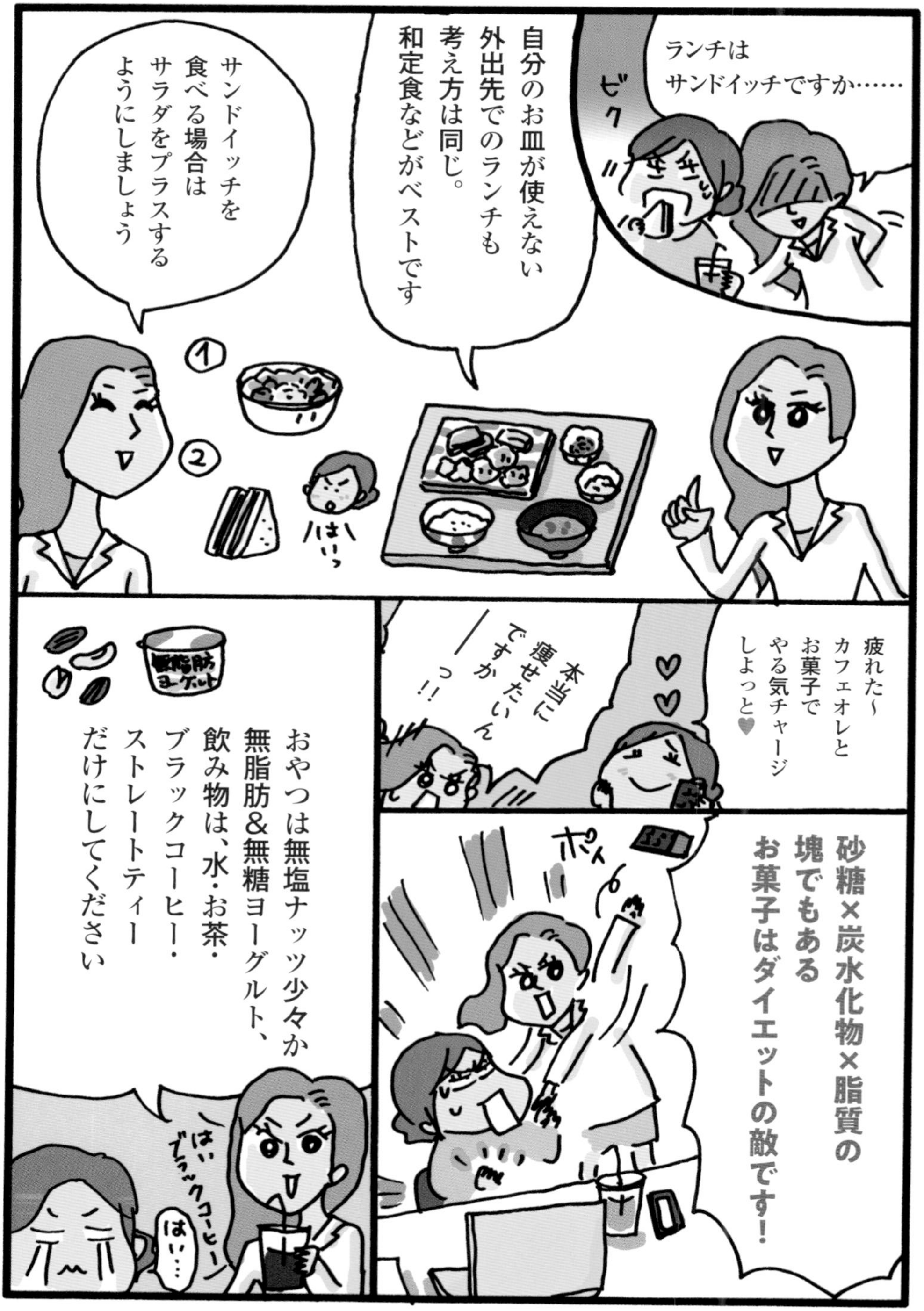
ランチは
サンドイッチですか……
ビク
自分のお皿が使えない外出先でのランチも考え方は同じ。和定食などがベストです
サンドイッチを食べる場合はサラダをプラスするようにしましょう
①
②
はいっ
疲れた～ カフェオレとお菓子でやる気チャージしよっと♥
本当に痩せたいんですか——っ!!
砂糖×炭水化物×脂質の塊でもあるお菓子はダイエットの敵です!
ポイ
無脂肪ヨーグルト
おやつは無塩ナッツ少々か無脂肪&無糖ヨーグルト、飲み物は、水・お茶・ブラックコーヒー・ストレートティーだけにしてください
はい ブラックコーヒー
はい…

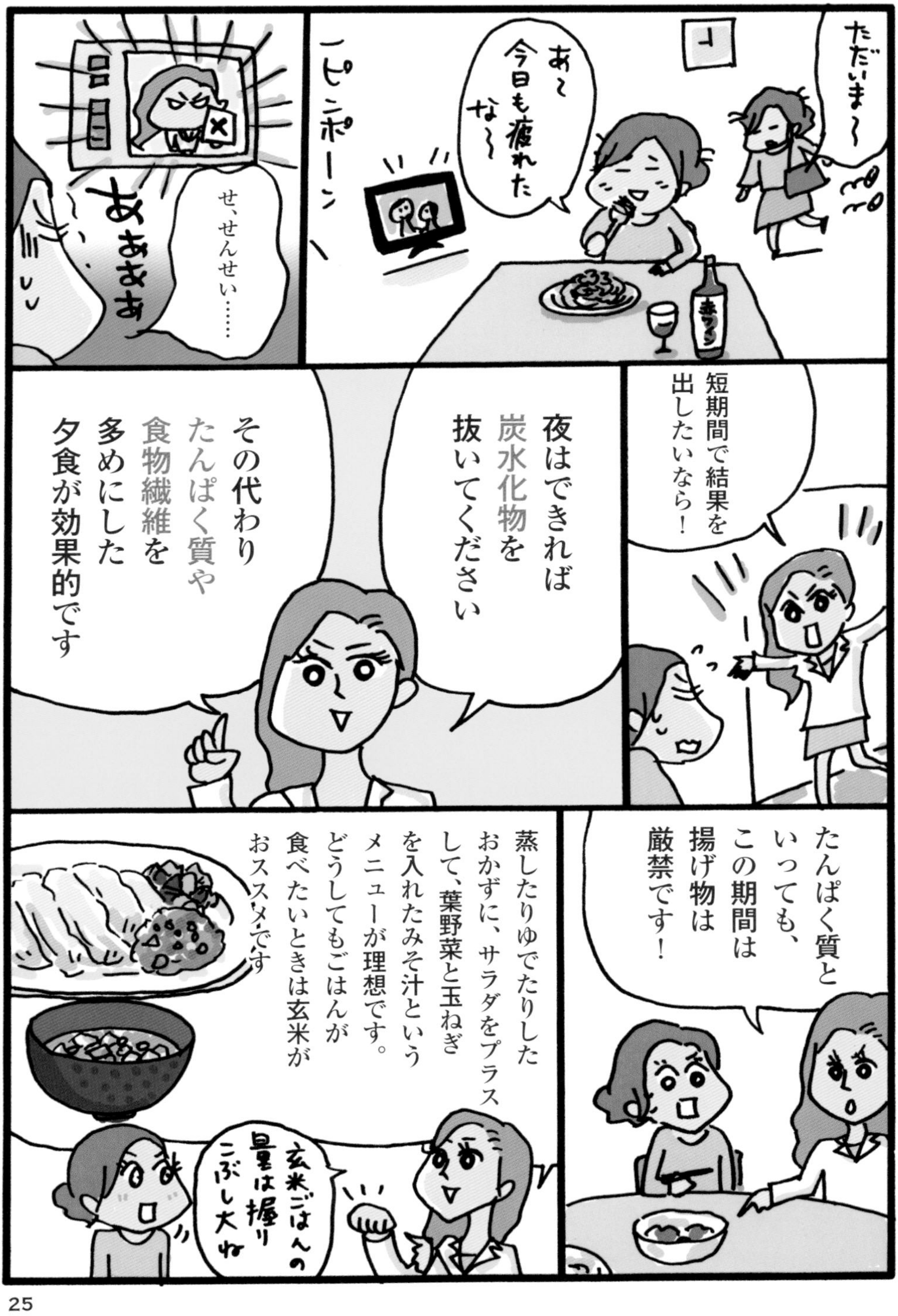
ただいま〜
あ〜今日も疲れたな〜
ピンポーン
赤ワイン
せ、せんせい……
あああぁ
短期間で結果を出したいなら！
夜はできれば炭水化物を抜いてください
その代わりたんぱく質や食物繊維を多めにした夕食が効果的です
たんぱく質といっても、この期間は揚げ物は厳禁です！
蒸したりゆでたりしたおかずに、サラダをプラスして、葉野菜と玉ねぎを入れたみそ汁というメニューが理想です。どうしてもごはんが食べたいときは玄米がおススメです
玄米ごはんの量は握りこぶし大ね

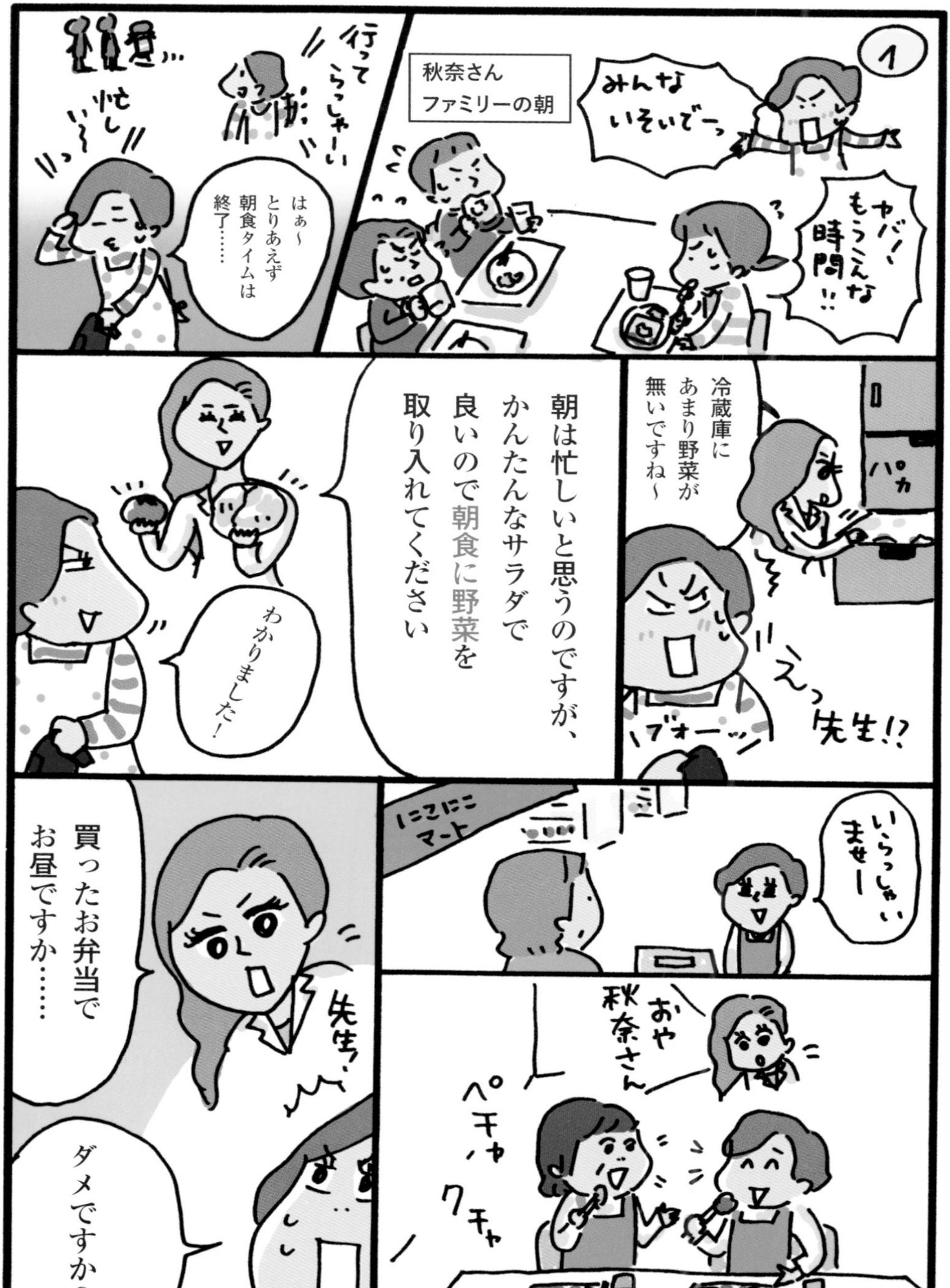

1
秋奈さん ファミリーの朝
みんないそいでーっ
ヤバ! もうこんな時間!!
行ってらっしゃーい
忙しい〜
はぁ〜 とりあえず朝食タイムは終了……
冷蔵庫にあまり野菜が無いですね〜
パカ
えっ 先生!?
ブオーッ
朝は忙しいと思うのですが、かんたんなサラダで良いので朝食に野菜を取り入れてください
わかりました!
にこにこマート
いらっしゃいませー
おや 秋奈さん
ペチャクチャ
買ったお弁当でお昼ですか……
先生!
ダメですか?

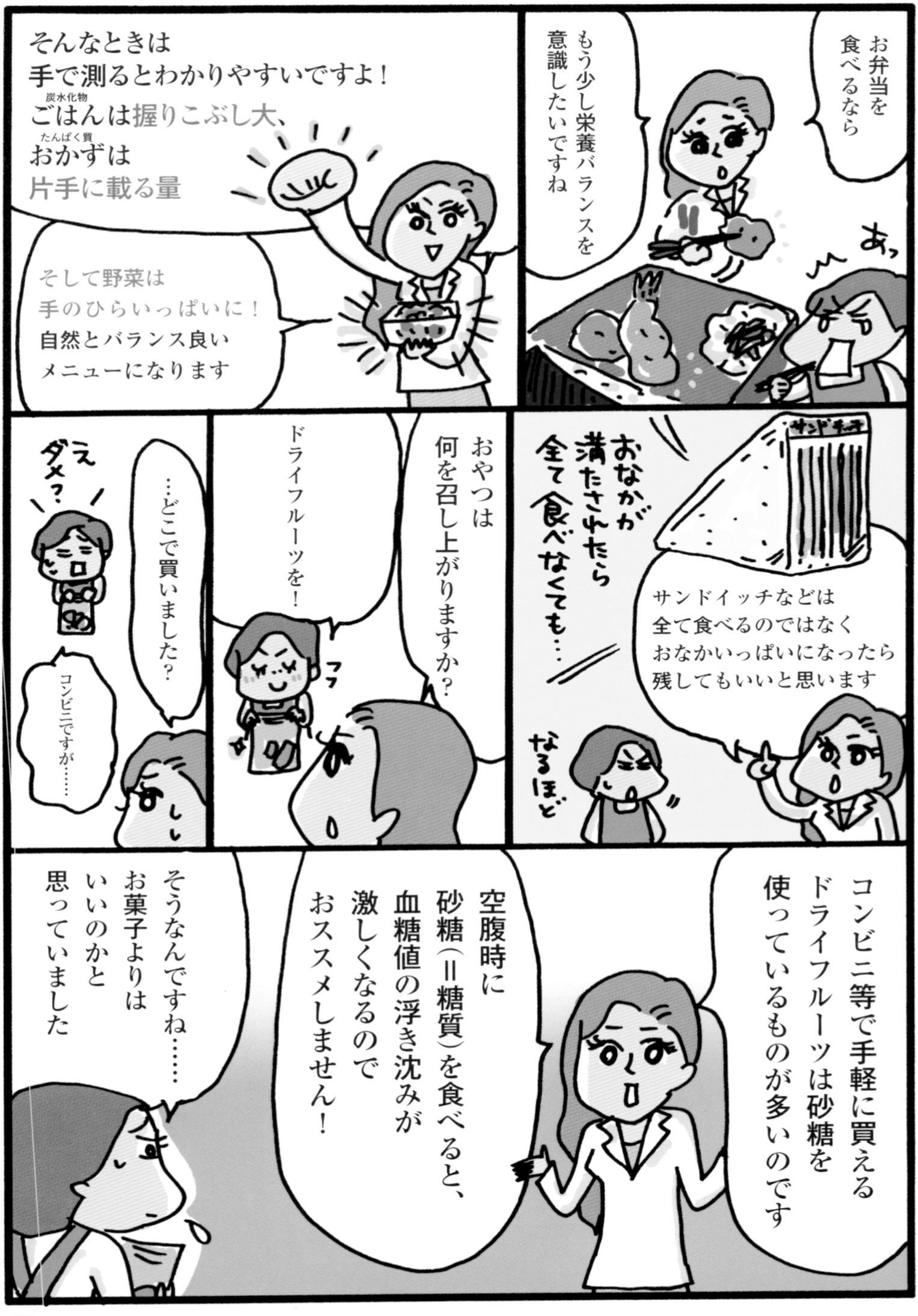
お弁当を食べるなら
もう少し栄養バランスを意識したいですね
あっ
そんなときは手で測るとわかりやすいですよ！
ごはん《炭水化物》は握りこぶし大、
おかず《たんぱく質》は片手に載る量
そして野菜は手のひらいっぱいに！
自然とバランス良いメニューになります
サンドイッチ
おなかが満たされたら全て食べなくても……
サンドイッチなどは全て食べるのではなくおなかいっぱいになったら残してもいいと思います
なるほど
おやつは何を召し上がりますか？
ドライフルーツを！
フフ
…どこで買いました？
え ダメ？
コンビニですが……
コンビニ等で手軽に買えるドライフルーツは砂糖を使っているものが多いのです
空腹時に砂糖（＝糖質）を食べると、血糖値の浮き沈みが激しくなるのでおススメしません！
そうなんですね……お菓子よりはいいのかと思っていました

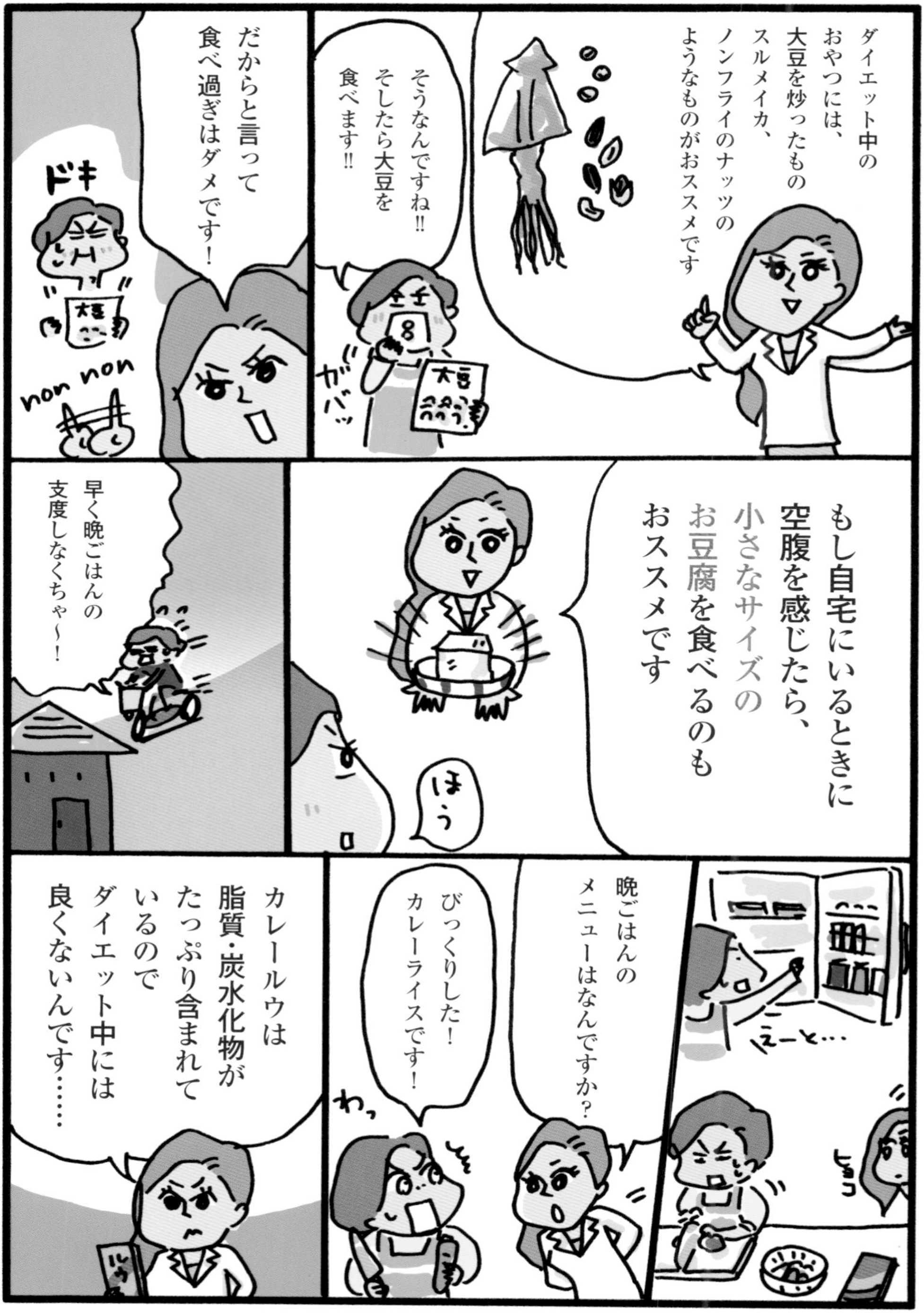

ダイエット中のおやつには、大豆を炒ったものスルメイカ、ノンフライのナッツのようなものがおススメです
そうなんですね!! そしたら大豆を食べます!!
ガバッ
大豆
だからと言って食べ過ぎはダメです!
ドキ
non non
もし自宅にいるときに空腹を感じたら、小さなサイズのお豆腐を食べるのもおススメです
ほう
早く晩ごはんの支度しなくちゃ〜!
えーと…
ヒョコ
晩ごはんのメニューはなんですか?
びっくりした! カレーライスです!
わっ
カレールウは脂質・炭水化物がたっぷり含まれているのでダイエット中には良くないんです……

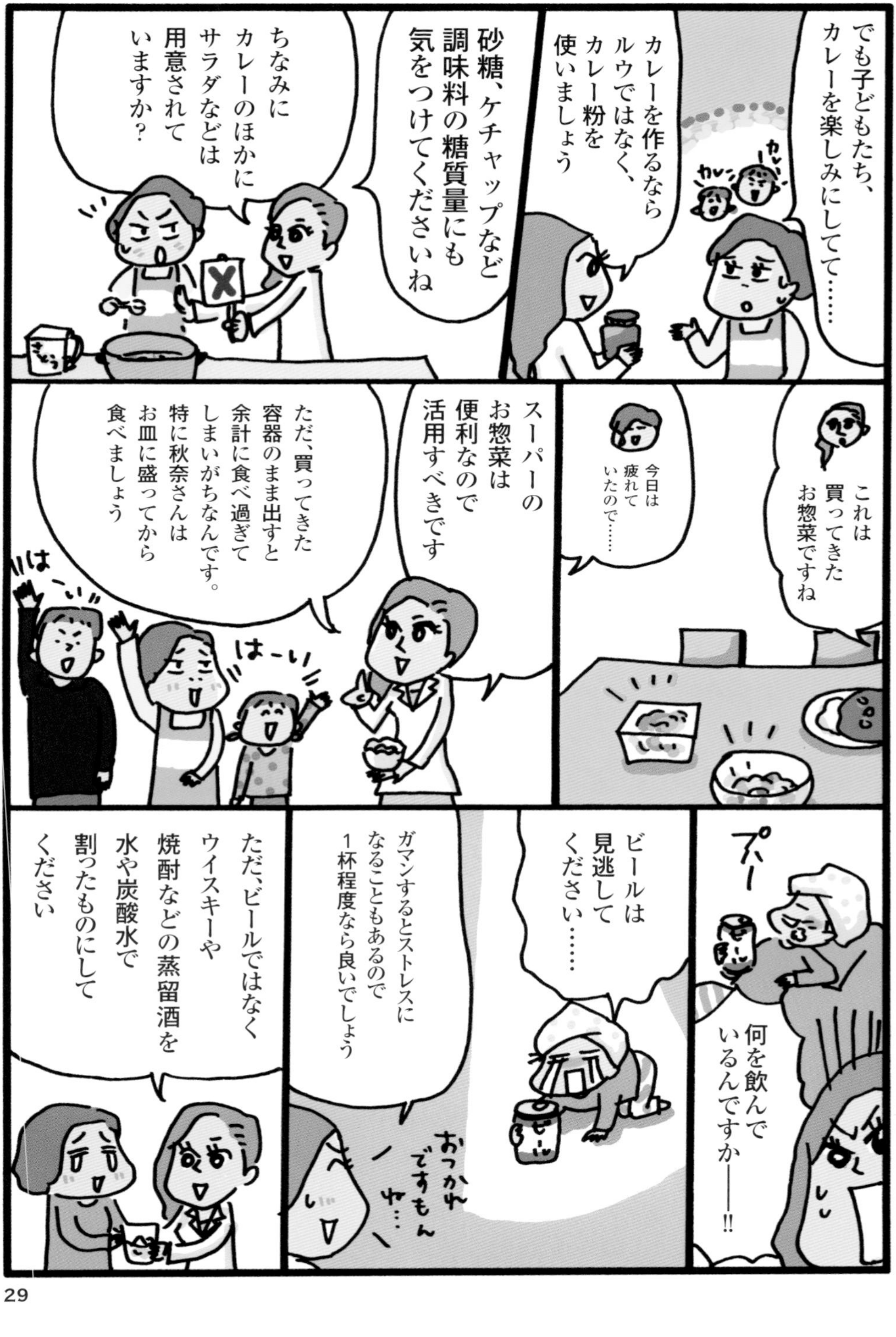
でも子どもたち、カレーを楽しみにしてて……
カレーを作るならルウではなく、カレー粉を使いましょう
砂糖、ケチャップなど調味料の糖質量にも気をつけてくださいね
ちなみにカレーのほかにサラダなどは用意されていますか？
これは買ってきたお惣菜ですね
今日は疲れていたので……
スーパーのお惣菜は便利なので活用すべきです
ただ、買ってきた容器のまま出すと余計に食べ過ぎてしまいがちなんです。特に秋奈さんはお皿に盛ってから食べましょう
はーい
はーい
プハー
何を飲んでいるんですかーー!!
ビールは見逃してください……
ガマンするとストレスになることもあるので1杯程度なら良いでしょう
おつかれですもんね…
ただ、ビールではなくウイスキーや焼酎などの蒸留酒を水や炭酸水で割ったものにしてください

そもそも
日本人は食べ過ぎている!?

みなさんは普段どんなお皿で食事をしていますか？メニューによって分けている方、もしくはコンビニやスーパーで購入したパックのまま……という方などさまざまだと思います。普段何気なく使っているお皿ですが、ダイエットの観点からみるとそれが太る原因になっているかもしれません。

ダイエット中の**理想的な食事は、自分に合った量をバランスよく摂取すること、そしてそれを継続して行うこと**だと考えています。厚生労働省が推奨する三大栄養素のバランス※（PFCバランス）は、炭水化物50〜65％、たんぱく質13〜20％、脂質20〜30％です。炭水化物（糖質）が全体の半分以上を占めていますが、減量したい方であればその割合をもう少し減らす方が望ましいです。しかし、毎食お皿が違っていたり、市販のパッケージのまま食べていたりすると、自分がどのくらい食べているのか把握しにくく、

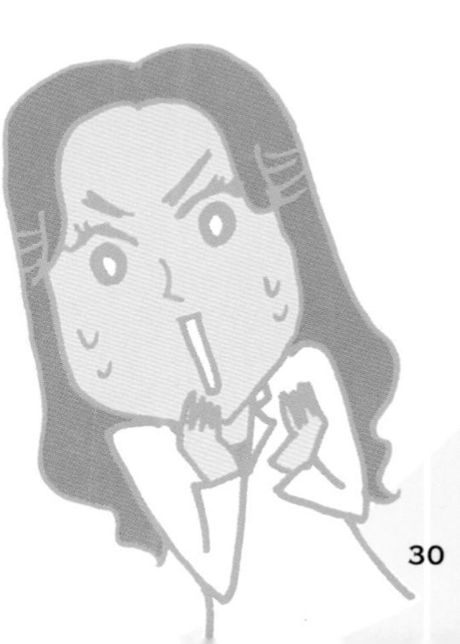

つい食べ過ぎてしまうかもしれません。私の外来に訪れる患者さんも、普段自分がどれだけ食べているかをよくわかっていない方も多いです。とは言っても、毎回食事の量を測ったり、栄養バランスを考えたりするのはなかなかハードルが高いもの。

そこで**私がおススメするのが、一枚のお皿を使った食事法です。自分に合ったサイズのお皿を使うことで適量がわかり、ワンプレートにごはん、おかず、野菜を盛りつけることで自然と栄養バランスの整った食事に**なります。

さらに、見た目も豪華になるため視覚的にも満足感が得られ、食べ過ぎを防いでくれます。ほかに用意するものがないので続けやすく、早ければ2週間ほどで体の変化を実感できるはずです。お皿を変えるだけでも十分効果は見込めますが、確実に痩せたいのなら、ＰＡＲＴ２以降で紹介する食事内容の改善や運動も取り入れましょう。

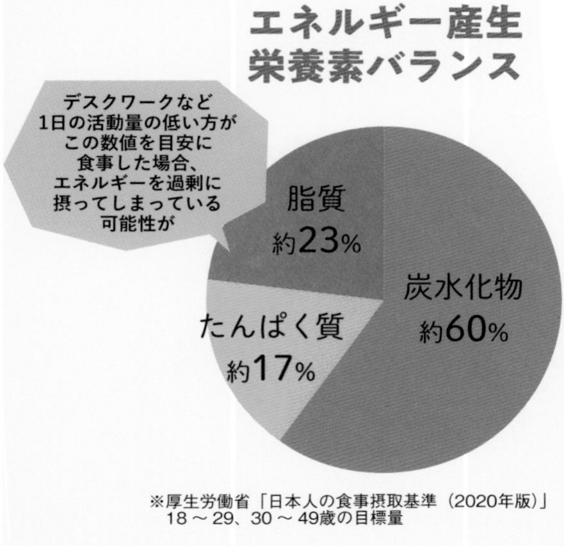
エネルギー産生栄養素バランス
デスクワークなど1日の活動量の低い方がこの数値を目安に食事した場合、エネルギーを過剰に摂ってしまっている可能性が
脂質 約23%
炭水化物 約60%
たんぱく質 約17%

※厚生労働省「日本人の食事摂取基準（2020年版）」
18～29、30～49歳の目標量

適量を知るためのお皿サイズ

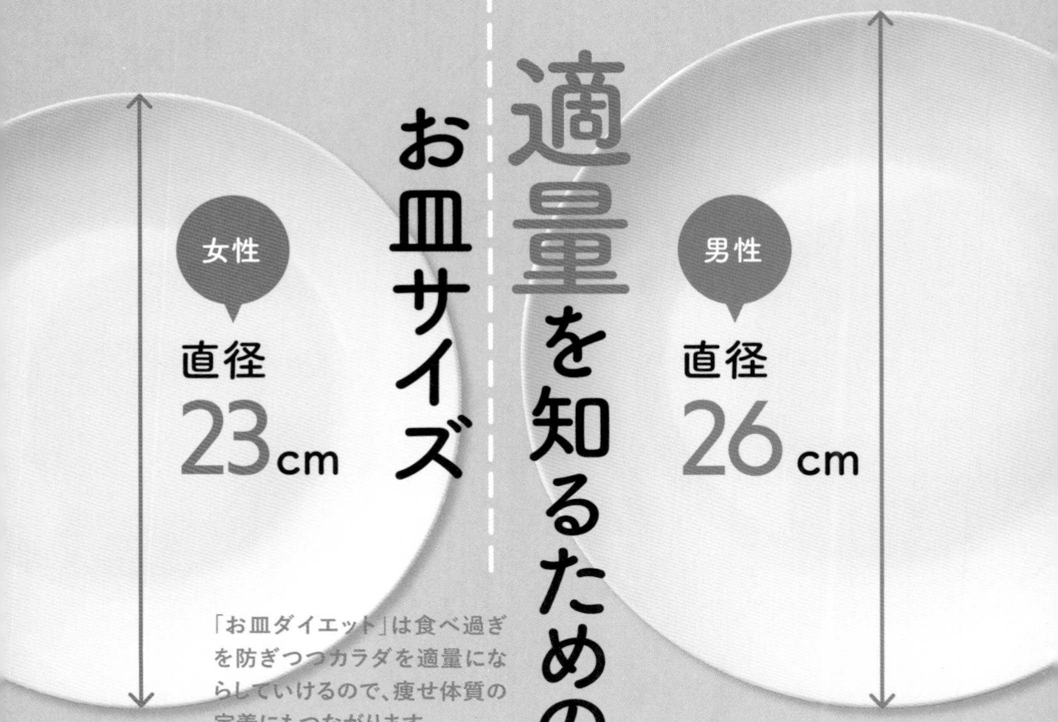

「お皿ダイエット」は食べ過ぎを防ぎつつカラダを適量にならしていけるので、痩せ体質の定着にもつながります。

年齢別・性別・体型別で見るお皿のベストサイズ

一般的に男性は直径26cm、女性は直径23cmのお皿をおススメしていますが、年齢や体型によっても変わるので、下記の表を参考にして、自分の年齢と体型に近いサンプルからより的確なお皿を選んでみてください。

	男S	男M	男L	女S	女M	女L
	身長165cm 体重58kg	身長172cm 体重67kg	身長180cm 体重85kg	身長150cm 体重48kg	身長162cm 体重55kg	身長170cm 体重60kg
20代	25cm	26cm	27cm	24cm	24cm	24cm
30代	25cm	26cm	27cm	23cm	23cm	24cm
40代	24cm	25cm	27cm	23cm	23cm	23cm
50代	24cm	25cm	26cm	23cm	23cm	23cm

手を使って適量を目測!!

外食先などでは、手を使って適量を目測してみましょう。主食・たんぱく質・油・野菜を、ざっくりでも計れるだけで食べ過ぎが防げます。

主食は
握りこぶし大
くらい!

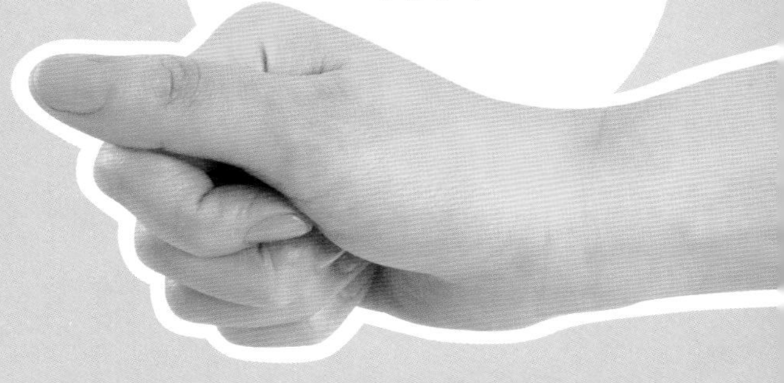

握りこぶし大で、小さめの茶碗にごはん軽く1杯くらい。パンや麺類でも大きさは同じです。

野菜は 手のひらに 山盛り!

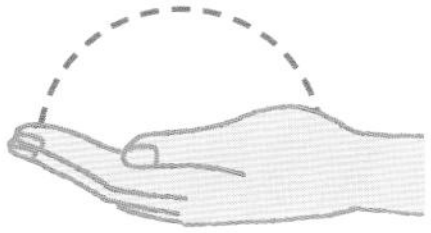

野菜の場合は量を制限するのではなく「最低、これだけは食べましょう」という意味の適量です。

油は 人差し指の第一関節 くらい!

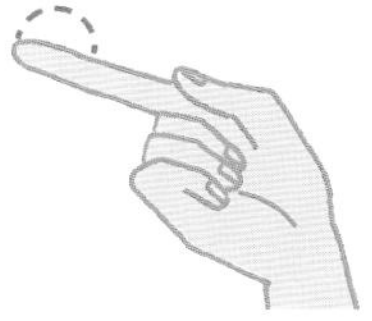

どの種類の油でもこの計り方でOK。脂質の多い肉、魚を主食にする場合、敢えて油は摂らなくてよいでしょう。

肉・魚は 手のひらのふくらみに 載るくらい!

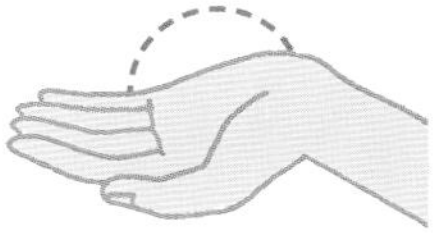

肉はブロック、薄切り、ひき肉などこのサイズならOK。脂身は脂質になるので、切り離してください。

櫻井式 お皿ダイエットごはん

毎日の一皿ダイエット食を大公開！　高たんぱく・多繊維質・低糖を意識したメニューでも、毎日三食しっかり美味しくいただけています。

調理ルール

- 食材を炒める際は、オリーブオイルをスプレーして使用
- ひき肉を使用する際、市販のひき肉は皮が含まれていることもあるので、鶏むね肉を自宅でミンチにして使用
- 煮物などで甘味を付ける際は、「ラカント」（カロリーゼロの自然派甘味料）を使用
- 一食の中で、海藻、玉ねぎ、キノコ類を入れるように心がける
- 彩りにも留意して料理を盛りつける
- 糖質が多めな根菜、豆類などを食べる際、お米などの炭水化物は控えめにする

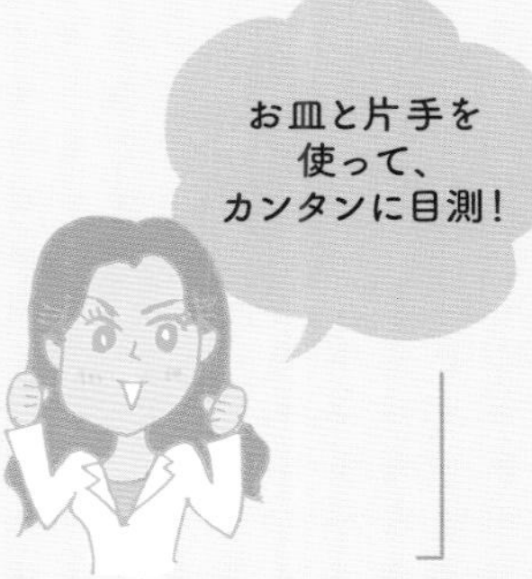
お皿と片手を
使って、
カンタンに目測！

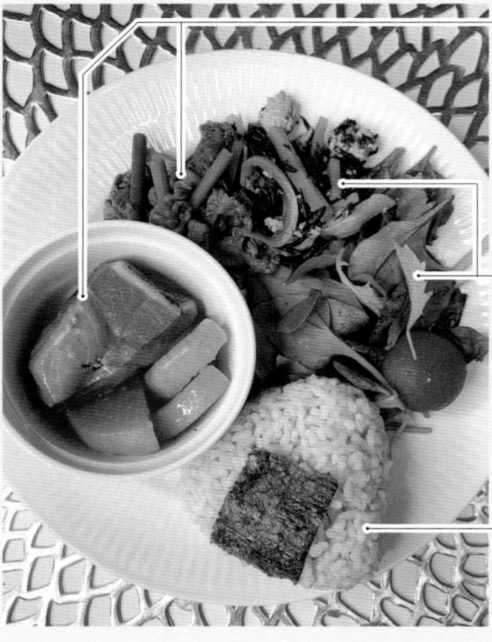

おかず（たんぱく質）は手のひらに載るくらい

ぶり大根（ぶり）・牛肉とニンニクの芽炒め（牛肉）

野菜（繊維質）は手に山盛り

サラダ（サラダ菜、プチトマト）・ひじきの煮物（ひじき、にんじん、玉ねぎ）・ぶり大根（大根）・牛肉とニンニクの芽炒め（ニンニクの芽）

ごはん（炭水化物）を握りこぶし大

玄米おにぎり

昼食（お弁当）

勤務先で食べる自作のお弁当が中心です。午後に6時間以上働くので、ここではしっかりとごはんも食べます。

カボチャで甘味プラス

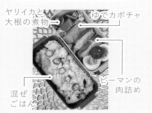

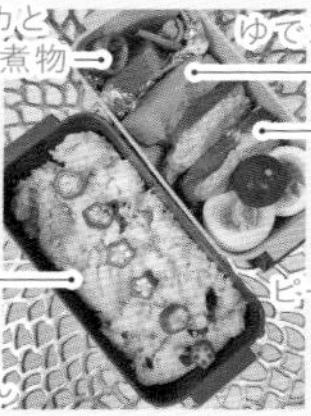
ヤリイカと
大根の煮物
ゆでカボチャ
ピーマンの
肉詰め
混ぜ
ごはん

牛丼は具を分けて

牛丼の具
ゆで卵
麻婆ナス
混ぜごはん

ゆで卵でたんぱく質量UP

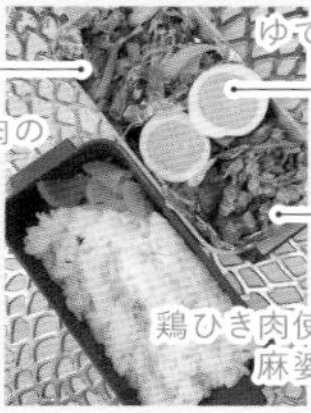
ゆで卵
エビと牛肉の
野菜炒め
鶏ひき肉使用の
麻婆茄子

ひじきで鉄分の補給

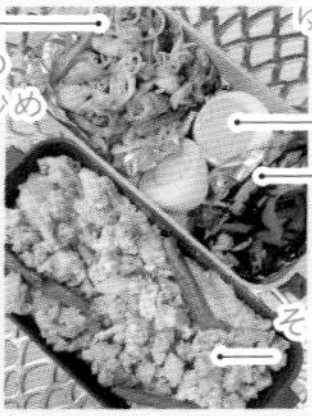
エビと
牛肉の
野菜炒め
ゆで卵
ひじきの
煮物
そぼろ載せ
ごはん

オクラの緑で鮮やかに

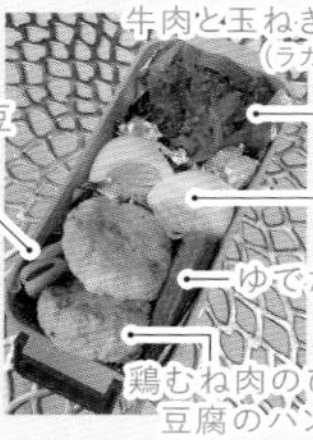
牛肉と玉ねぎ甘辛煮
（ラカント使用）
そら豆
ゆで卵
ゆでたオクラ
鶏むね肉のひき肉と
豆腐のハンバーグ

お弁当にも季節野菜を

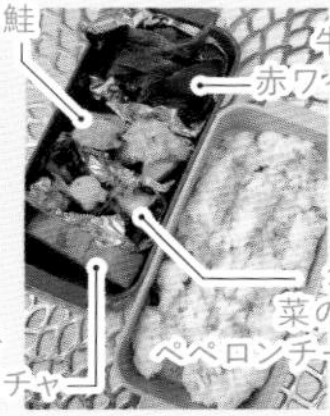
焼き鮭
牛肉の
赤ワイン煮
タコと
菜の花の
ペペロンチーノ風
ゆで
カボチャ

朝食＆夕食

朝夕は同じメニューです。私はダイエット状態をキープしているので炭水化物はほぼ食べていませんが、握りこぶし大のごはんやパンをプラスすることもあります。

魚で良質なたんぱく質を

オートミール使用の
バナナブレッド
切り干し大根と
鶏肉の煮物
焼き鮭
鶏ひき肉の
ドライカレー風

熱々グラタンで満腹感

牛肉と
玉ねぎの
甘辛煮
タコと菜の花の
ペペロンチーノ風
豆腐の鶏ひき肉乗せ
グラタン風

魚＆肉を好バランスで

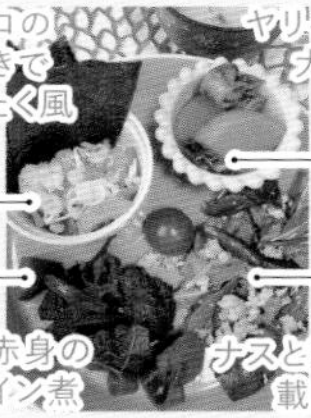
マグロの
たたきで
トロたく風
ヤリイカと
大根の
煮物
牛の赤身の
赤ワイン煮
ナスと鶏そぼろ
載せサラダ

鶏つくねで満足感◎

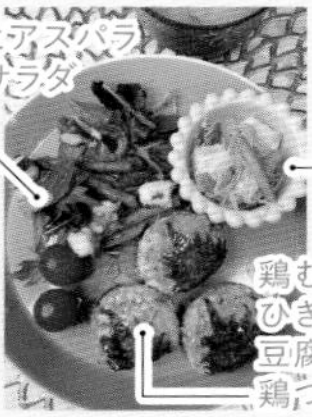
タコとアスパラ
入りサラダ
豆腐と
野菜の
炒め物
鶏むね肉の
ひき肉と
豆腐で
鶏つくね大葉巻き

お豆腐でたんぱくUP

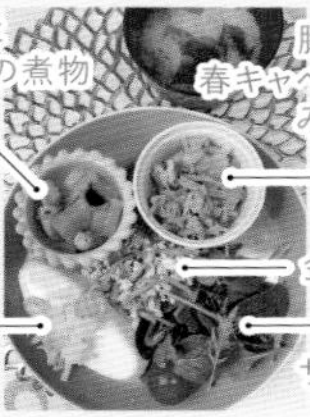
タコと
大根の煮物
豚肉と
春キャベツの
みそ煮
冷奴
金平ごぼう
サラダ

超ダイエット時の献立

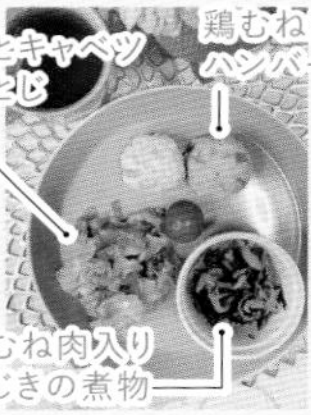
豚肉とキャベツ
の卵とじ
鶏むね肉
ハンバーグ
鶏むね肉入り
ひじきの煮物

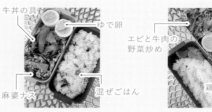

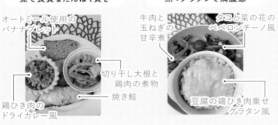

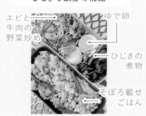

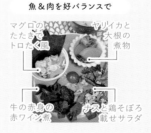

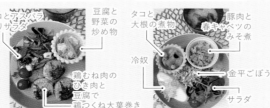

櫻井式 PFCバランスで美しく痩せる

ダイエットをしている方、体重を維持したい方それぞれで、理想のPFCバランスが異なります。食事の際には、下記を目安にメニューを選びましょう。

減量したい方のPFCバランス

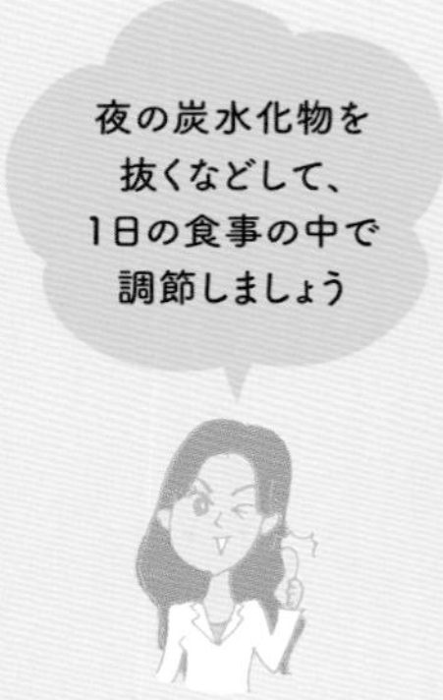
夜の炭水化物を
抜くなどして、
1日の食事の中で
調節しましょう

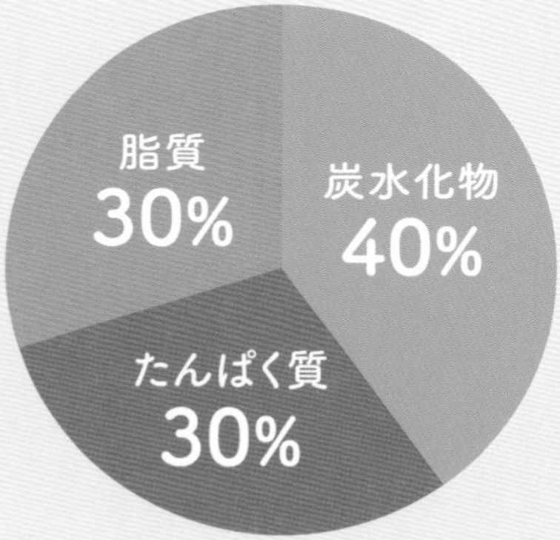
脂質
30%
炭水化物
40%
たんぱく質
30%

P.31の厚生労働省が推奨するPFCバランスは、活動量が多い方であればエネルギーを消費できそうです。しかし、運動習慣がなかったり、座り仕事が多い人が痩せたいのであれば炭水化物を少なめに設定しましょう。

体重を維持したい方のPFCバランス

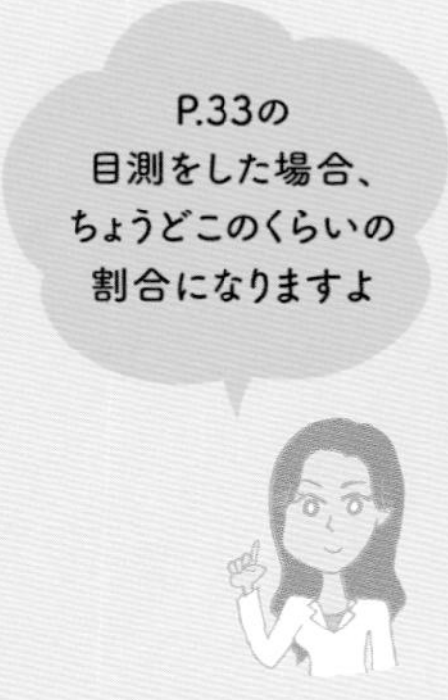
P.33の
目測をした場合、
ちょうどこのくらいの
割合になりますよ

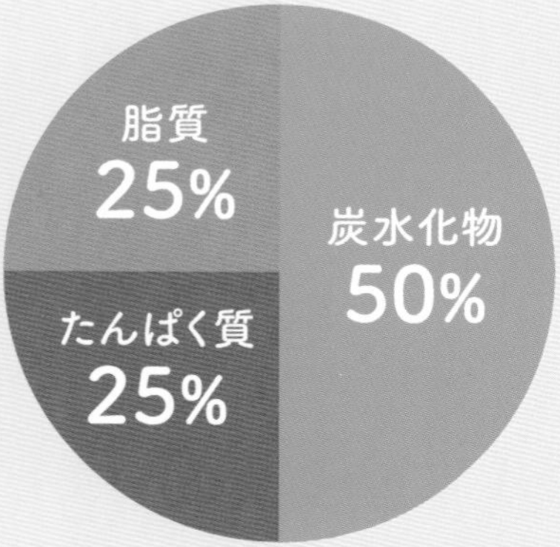
脂質
25%
炭水化物
50%
たんぱく質
25%

現在の体重を維持し、健康的なカラダでいるためには、このバランスが望ましいです。

ダイエットに適した一日の栄養素と食材

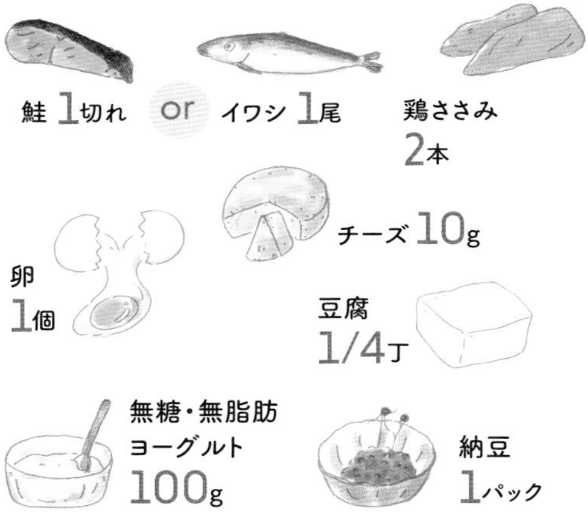
鮭 1切れ
or
イワシ 1尾
鶏ささみ 2本
チーズ 10g
卵 1個
豆腐 1/4丁
無糖・無脂肪ヨーグルト 100g
納豆 1パック

質のいい たんぱく質

肉や魚に含まれるたんぱく質は「必須アミノ酸」といい、体に必要不可欠。体内では作られないので食品による補給がマスト。肉は適量を守れば健康的に痩せられる食材なので、積極的に食べましょう。大豆製品、乳製品、卵からもたんぱく質が摂取できます。

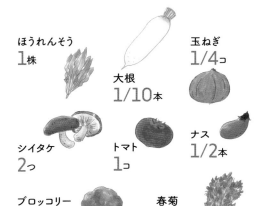

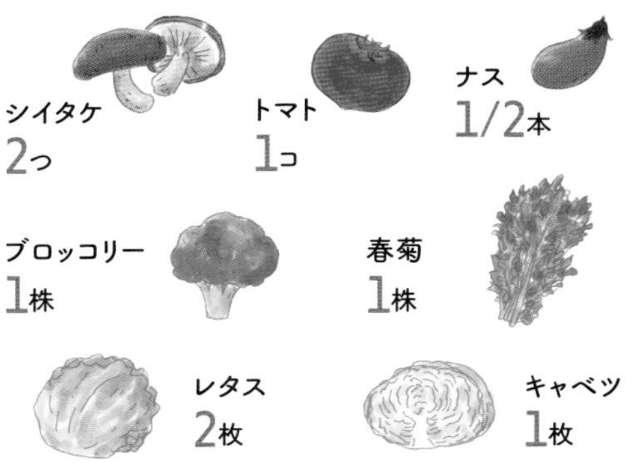
ほうれんそう 1株
大根 1/10本
玉ねぎ 1/4コ
シイタケ 2つ
トマト 1コ
ナス 1/2本
ブロッコリー 1株
春菊 1株
レタス 2枚
キャベツ 1枚

食物繊維たっぷりの 野菜

野菜摂取量の目標は1日350gです。手のひら計測で3杯分にあたります。食事の最初に食べると主食やおかずの食べ過ぎを防げるので、ダイエット的にも大切な食材です。ニンジンやハスなどの根菜類は糖質が高いので、食べる場合は少なめに。

がっつき食いは
デブの元!!

「ゆっくり食べ」の心得

脳が満腹だと感じる"満腹中枢"が働くのは食べ始めてから20分後。
ひと口で20回～30回噛むくらい、ゆっくり食べることで大量食いをストップ!

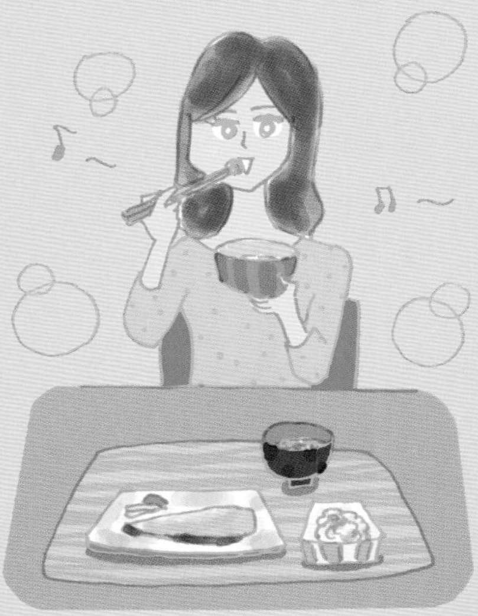

1 eat slowly スローテンポの音楽を流す

静かなスローテンポの曲を流すと時間がゆっくり流れるように感じられ、脳が「そんなにお腹が空いていない」と錯覚し空腹を感じなくなってきます。食べる速さもスピードダウン!

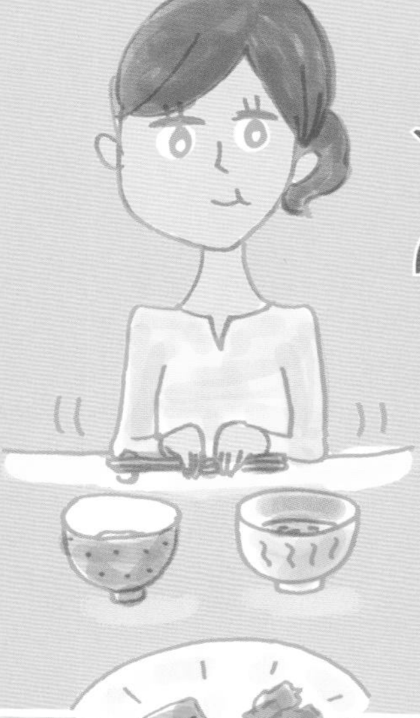

2 eat slowly ひとくちごとに箸を置く

食事時間は食べ物を口に運ぶ一連の動作も含まれます。ひとくちごとに箸やカトラリーを置くと、ゆっくりと落ち着いて食事ができ、満腹中枢が作動するまでの時間稼ぎに。

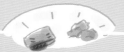

3 eat slowly

「もっと食べたい！」と思ったら歯を磨く

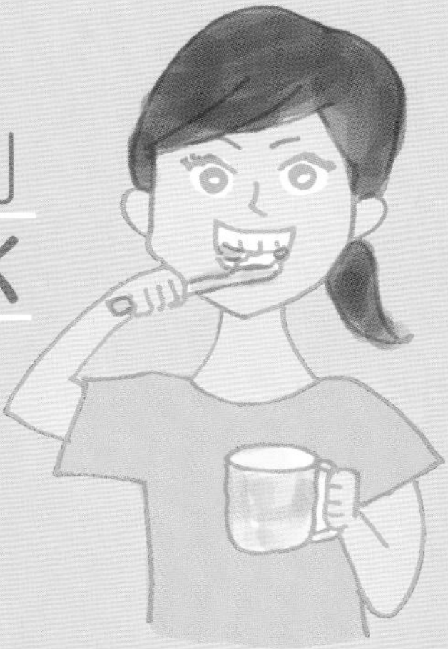

お腹がいっぱいでも、ついダラダラと食べ続けてしまう人は脳をリセットして強制終了！歯を磨くことで食事の終了を脳が認識し、空腹感や食欲がおさまっていきます。

IF YOU WANT TO EAT SWEETS

甘いものが欲しくなったら、お菓子を食べる前に「白湯《さゆ》」を飲む

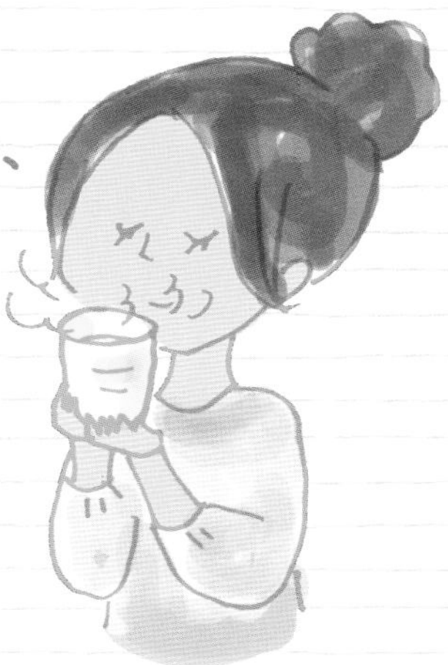

疲れたり、気分転換に甘いものを食べる人も多いはず。これが習慣化すると砂糖依存体質に！ 甘いものが食べたくなったら、まずは1杯の白湯を飲み、ひと息つきましょう。

嘘みたいな本当の話

腸の働きが整えば、ハッピーになれるって本当？

最近、よく耳にする「腸活」がダイエットに大きな関わりをもつことをご存じですか？　**腸の働きが活発になれば便通がスムーズになるだけでなく、代謝が高まり痩せやすい体に**。それだけではなく、別名「幸せホルモン」と呼ばれている、セロトニンは約80％が腸で作られているので、腸内環境を整えることでメンタルの安定、免疫力向上に伴う美肌や活力アップにつながります。

腸の働きを活発にするには発酵食品がおススメです。発酵食品には腸内環境を改善する「善玉菌」の作用を助ける成分が含まれています。特にみそ汁は腸活にもダイエットにも最適。発酵食品であるみそを摂りながら、具に野菜を使えば食物繊維も摂れるためです。私も1日1杯、みそ汁を飲んでいます。（※一杯以上は塩分過多になるので注意）

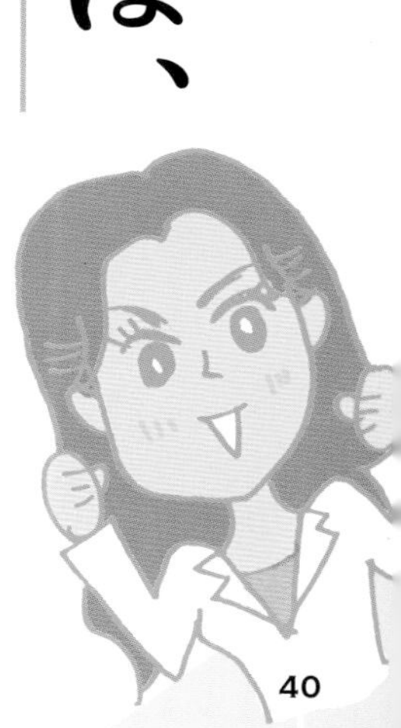

腸が整う 食べ物

発酵食品とは大豆、米、麦、牛乳などに含まれるたんぱく質やでんぷん質といった栄養素を、酵母菌などの微生物が分解（発酵）してできる食品の総称です。腸活アップを目指して発酵食品を積極的に食事に取り入れましょう！

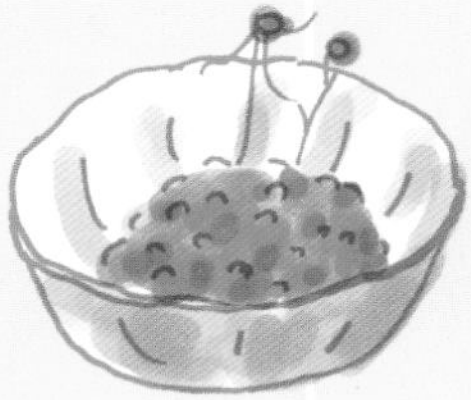

納豆

大豆を発酵させた納豆は、脂質代謝を高めるビタミンB^2が豊富に含まれています。食物繊維も豊富！

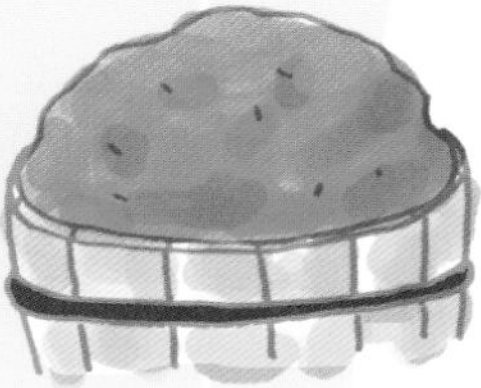

みそ

大豆に米や麦などの麹を加えて発酵・熟成。大豆に含まれるたんぱく質がアミノ酸に変換されることで消化を促進。

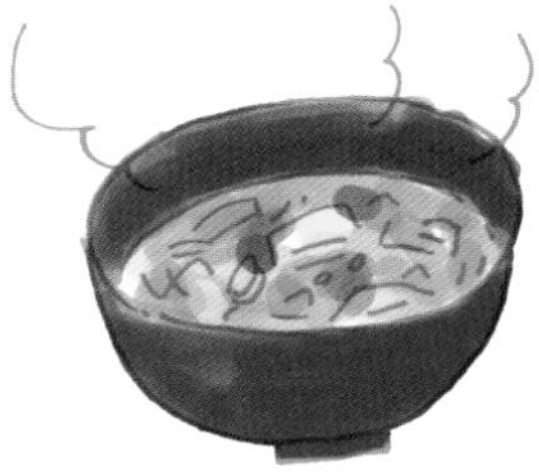

みそ汁

腸内の善玉菌を増やす、食物繊維と乳酸菌。そのどちらもを満たす食品。なにより手軽なのが◎。

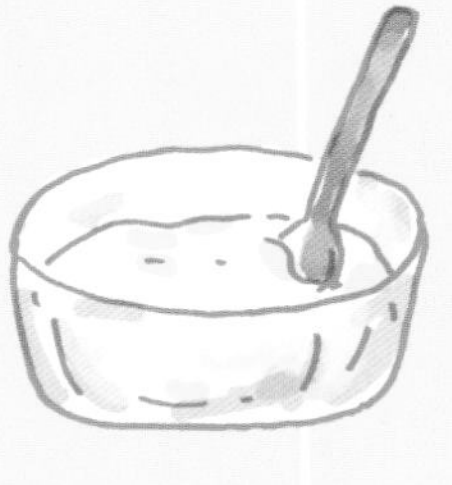

ヨーグルト

ヨーグルトは乳酸菌が豊富に含まれています。善玉菌のエサになり、腸内環境を整えます。

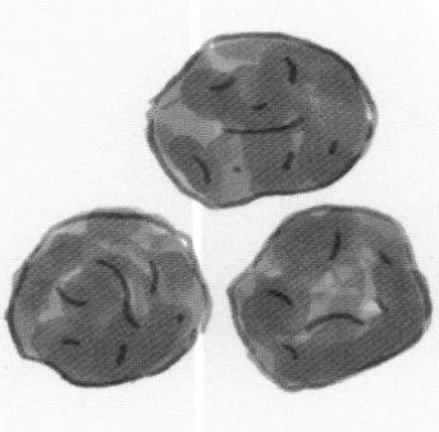

梅干し

梅干しの酸味成分、クエン酸は「悪玉菌」の増殖を抑え、腸活をアップさせ、排便がスムーズに！

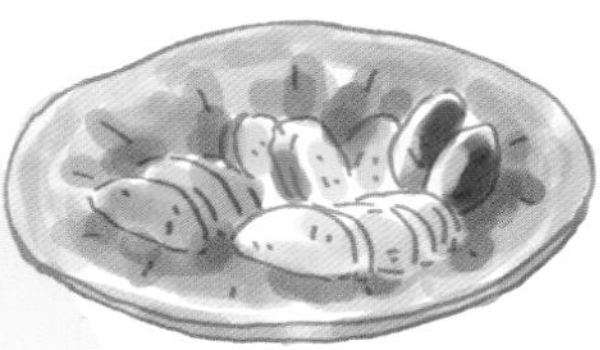

ぬか漬け

乳酸菌や酵母を含んだ米ぬかで発酵させた野菜は、栄養価の高いビタミンなどを含んだ食品に。

飲んだらヤバイ隠れ太り飲料

飲料にも糖や脂質は含まれています。水感覚でグイグイ飲んだら太ってしまう、危険な飲料をチェック！

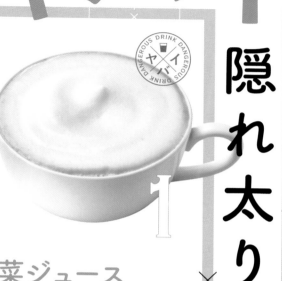

1 カフェラテ

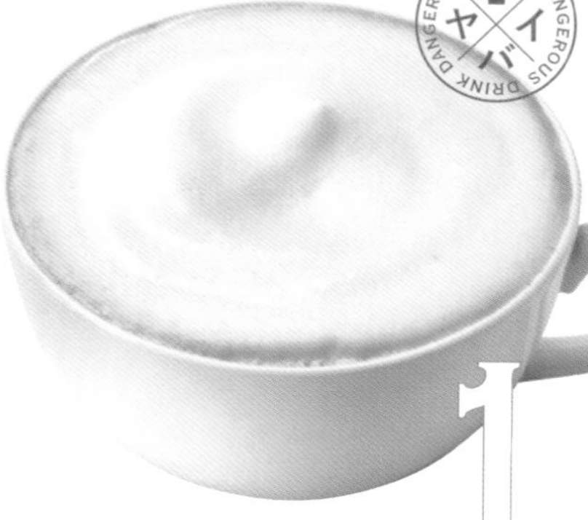

痩せたかったら牛乳は避けるべき

コーヒーはOK。ラテ＝牛乳がNGです。牛乳には脂質、糖質が多く含まれているので、ダイエット中は避けた方がベターです。

2 野菜ジュース

野菜を食べるのと野菜ジュースは大違い！

コンビニやスーパーで売られているものは、製造段階でお腹を掃除してくれる不溶性食物繊維が無くなることも。砂糖を使用しているものも多いです。

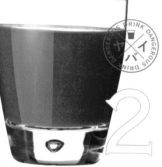

3 ビタミンCドリンク＆スポーツドリンク

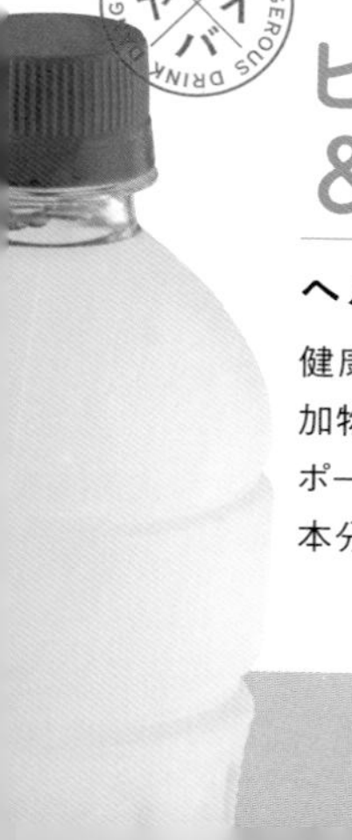

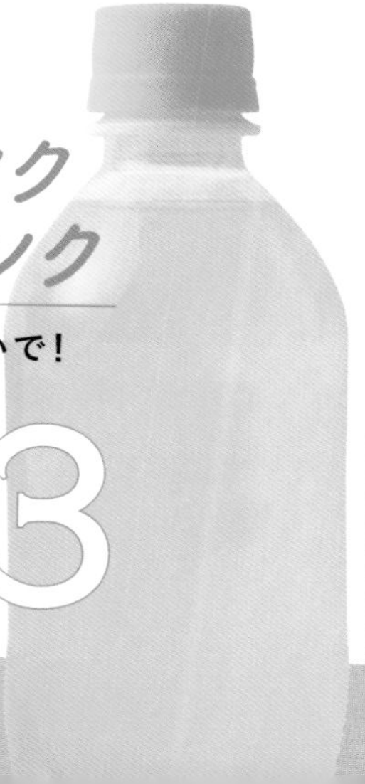

ヘルシーなイメージに騙されないで！

健康飲料のイメージがありますが、添加物・糖質を多く含んでいます。特にスポーツドリンクは、スティックシュガー10本分の砂糖が使用されていることも！

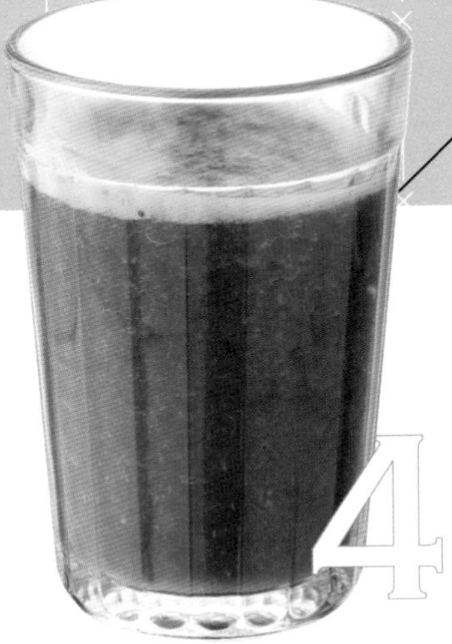

4

スムージー

血糖値の上昇という落とし穴に注意

ヘルシーなイメージがありますが、野菜や果物を咀嚼せずにカラダに入れると血糖値を上げる恐れが。また、市販のものは砂糖を使っていることが多いです。

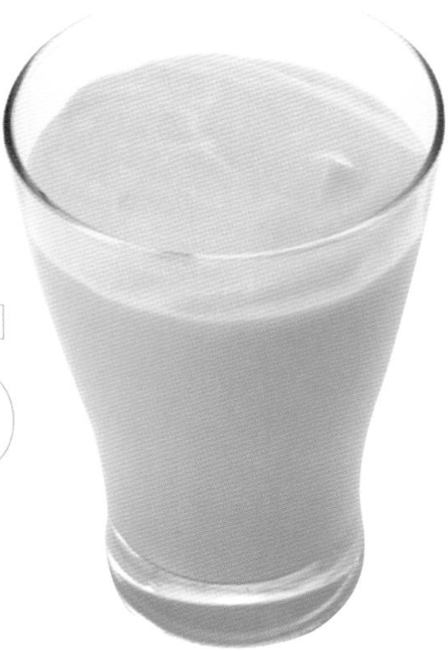

5

調整豆乳

豆乳はちょっと飲みにくいくらいが◎

豆乳は本来、少し苦味のある飲み物。調整豆乳は飲みやすさを重視して、砂糖が使われていることが多いです。豆乳を飲むなら「無調整」のものを。

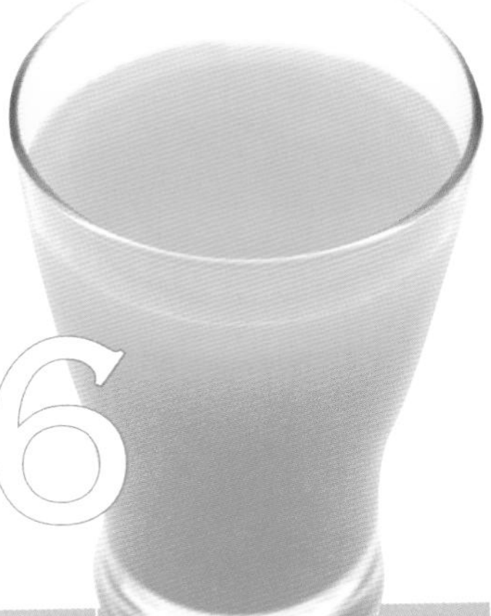

6

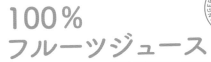

100% フルーツジュース

出来たて、搾りたて以外は信じるべからず

市販されているもので、成分表に「濃縮還元」と記載されているものは、糖質や酸化防止剤、香料を多く含みます。フルーツジュースを飲むなら、果物だけをミキサーで粉砕した出来たてを。

食べたら ヤバイ × 隠れ太り食品

カロリーの高低ではなく、不健康を導き、太る体を構成する危険な食品を知っておきましょう。

1 春雨

**低カロリーでも
高糖質の炭水化物**

ダイエット食品と認知されていますが、イモ類を主原料としたでんぷんからできている炭水化物の一種。食べ過ぎには要注意です。

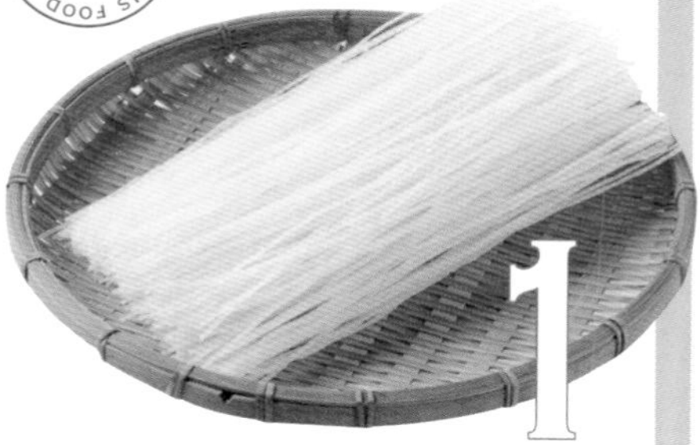

2 うどん

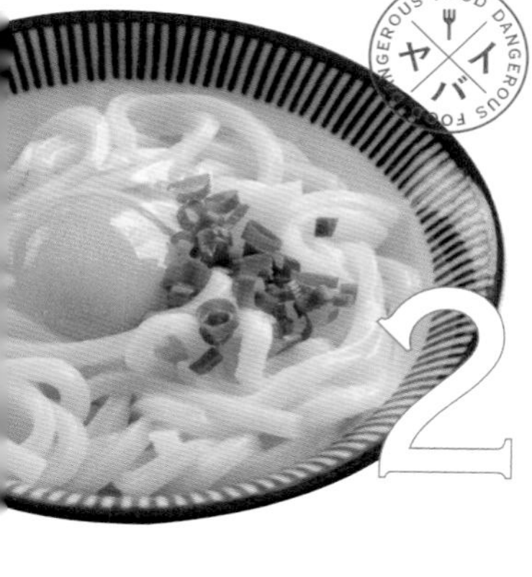

**つるりといける
のど越しの良さが危険**

白飯やラーメンよりはカロリーが低いですが、GI値が高いので血糖値が上がりやすくダイエットには不向き。あまり咀嚼せずに食べられるため、食べ過ぎる恐れもあり要注意。

3 グラノーラ

**実はお菓子レベルに
太る食品**

オートミールが主原料なので健康食の印象ですが、一般的なものは砂糖と油を大量使用しているのでダイエットには不向き。おなかにたまりにくく、食べ過ぎてしまうことも。

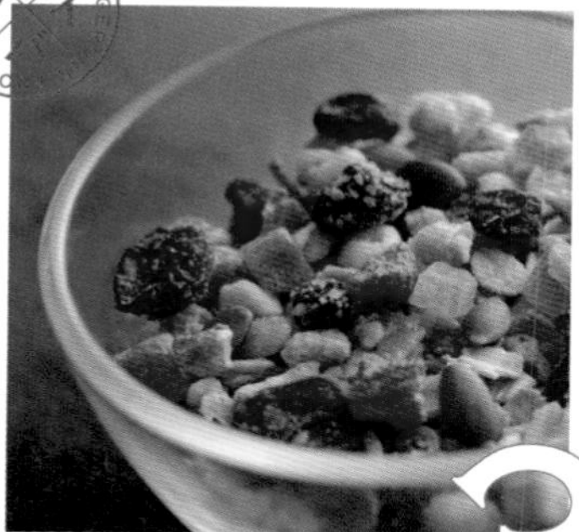

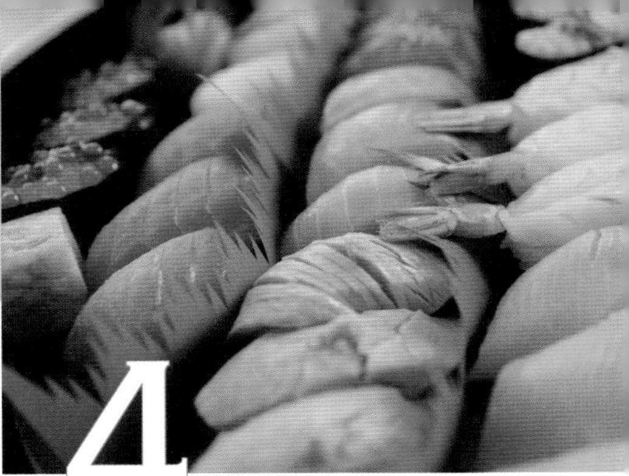

4

お寿司

**シンプル食に潜む
大量の糖質**

ヘルシーだと思われがちですが、砂糖を沢山使う寿司飯が使われることも。その場合、糖質を多く含むため ダイエット中にはなるべく避けたいところです。

練りもの

**炭水化物の加工品
という認識を**

たんぱく質を豊富に含む食品だと認識されていることがありますが、実は馬鈴薯のでんぷん粉を使用した、炭水化物が多く含まれているものもあるので注意が必要です。

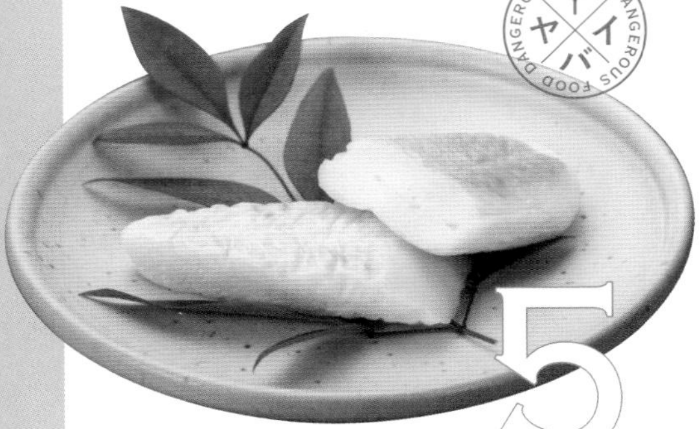

5

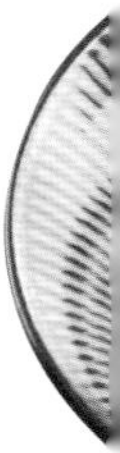

カレーライス

**日本人が大好きな
隠れ太り食品の代表**

ルウに含まれる小麦粉が加熱され、でんぷんが糊化することで“とろみ”がつきます。そのカレールウを白飯にかけて食べる……という太る要素が揃い踏みした危険食。

6

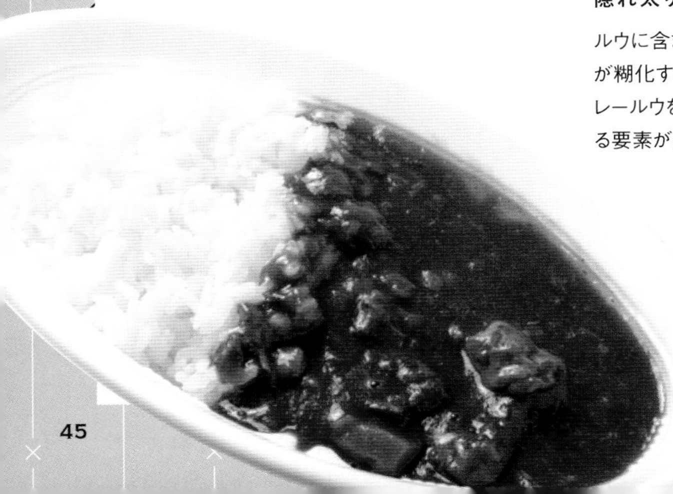

添加物

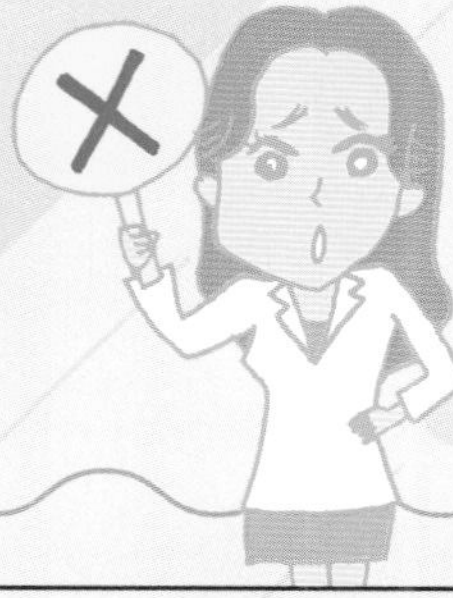

私は「添加物マイスター®」という資格を取得しています。私が添加物をはじめとした食に関することを学ばせて頂いているポールズ亜梨沙先生が、添加物のメリットやデメリットについて教えてくださる公式LINEが無料配布されています。ご興味のある方は、右記のQRコードからご登録ください。

＼Check it!／

天然・合成着色料

カラメル色素（I·III·IV）、赤色40号、赤色102号、黄色4号、黄色5号、コチニール色素など

カラメル色素（Ⅰ·Ⅲ·Ⅳ）は炭酸飲料、焼肉のタレなどに使われる天然着色料です。特にカラメル色素Ⅳには発がん性が指摘されています。またコチニール色素はサボテンの寄生虫から作られているため天然着色料に分類されていますが、呼吸困難などの急性アレルギー症状を引き起こす恐れがあると報告されています。そして、たくあん、たらこなどの食品に使用される赤色や黄色のタール色素は石油から作られており、ヨーロッパでは食品への表示が義務化されている合成着色料です。

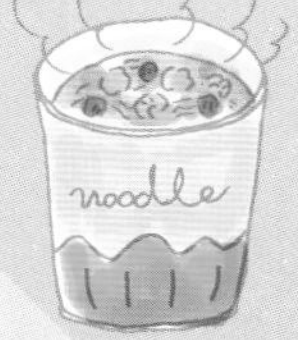

カップ麺

具で使用されている人工のお肉の着色料として、カラメル色素を使用していることがあります。

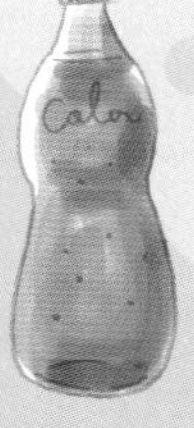

コーラ系飲料

砂糖・でんぷんなど糖類を加熱したカラメル色素（III·IV）を色付けに使用。特保マーク付きのダイエットコーラにも、同じ着色料が使用されているので要注意。

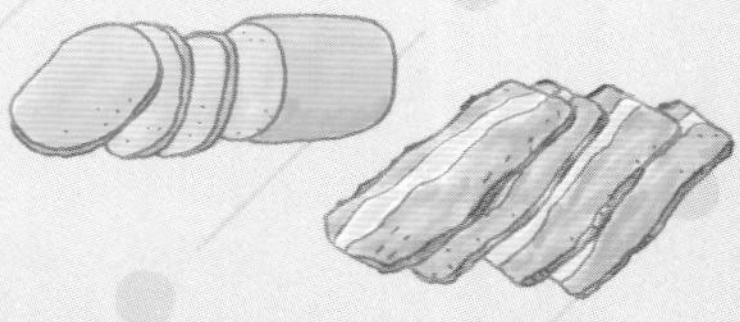

ハム、ベーコンなどの加工肉

色付けにコチニール色素をはじめ、様々な食品添加物が使用されているものが多いです。

避けるべき 三大食品

人工甘味料

アスパルテーム、スクラロースなど

砂糖の数百倍の甘さを叶える人工甘味料は、強い甘さに味覚が麻痺することも。人工甘味料でもインスリンに反応するものがあるため、大量に摂取すると糖尿病などを引き起こす可能性もあります。

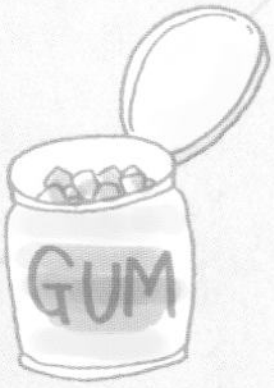

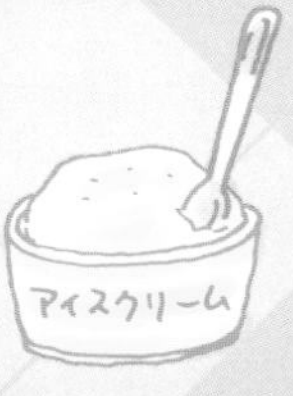

ガム

アスパルテームなどの人工甘味料や、様々な食品添加物を使用。ダイエット時に空腹を抑えるために噛むのはなるべく避けるべき。

低糖質アイスクリーム

アスパルテームなどの人工甘味料を多く使用。どうしても食べたい時は、氷菓がおススメです。

酸化防止剤

亜硫酸ナトリウム、エチレンジアミン四酢酸(EDTA)ナトリウムなど

酸化による品質低下を防ぐためなどに使用される酸化防止剤。種類によっては、発がん性を指摘されたものもあります。

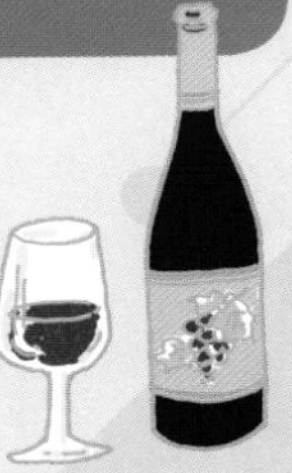

ワイン

亜硫酸ナトリウムを含むものがほとんど。ワイン以外にも多くの加工食品に含まれています。人体には影響を及ぼさないとされていますが、なるべく摂取は避けたいところ。

Diet Column

Part 2

男性のダイエットも生活スタイル改善が必要です！

男性のダイエットも女性と同じく、食生活の改善と筋トレなどの運動が必須です。40代の男性を例に、ダイエット中の生活スタイルを振り返ってみましょう。

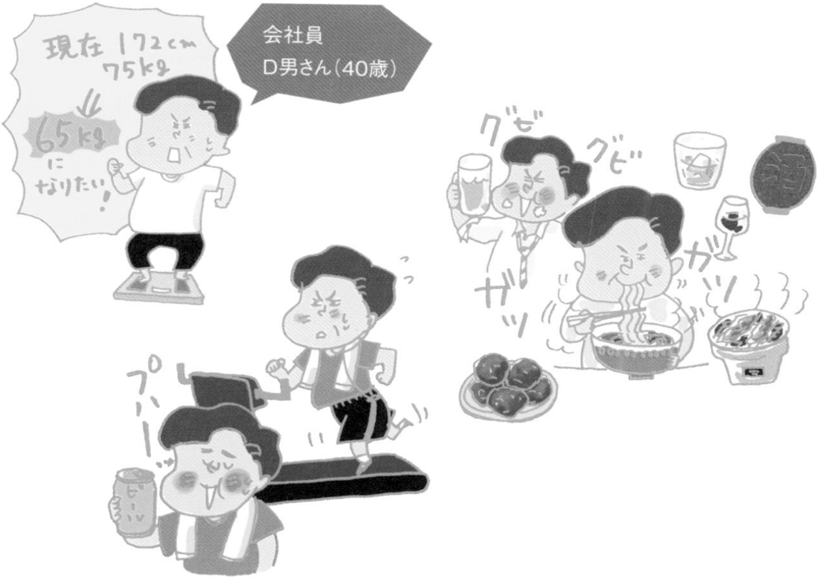
現在 172cm
75kg
65kg
になりたい！
会社員
D男さん（40歳）
グビ
グビ
ガツ
ガツ
プハー

働き盛りの男性は朝食を食べないことが多いですが、できれば朝からたんぱく質と野菜をしっかり食べてください。青魚と玄米、そして野菜のおみそ汁の朝食が理想的ですが、難しければ刻んだ青魚と野菜を加えたオートミールで。昼食はラーメンやカレーなどを食べる方が多いですが、色々な食材が使われている和定食を選びましょう。接待や会食などで飲酒を伴いがちな夕食では、なるべく焼酎やウイスキーなどの蒸留酒を。よく、運動の後にビールをグビグビ……という方がいらっしゃいますが、運動後のアルコールは筋肉の増量を妨げるだけでなく、筋肉の分解を引き起こす恐れもあるのでやめるべきです。

PART 2

「食前3分間運動」でカラダが変わる!?

運動することで、より効果的に痩せられるのは周知の事実。
でも「いつ運動するか」によって、
ダイエット効果に大きな違いが出るんです！

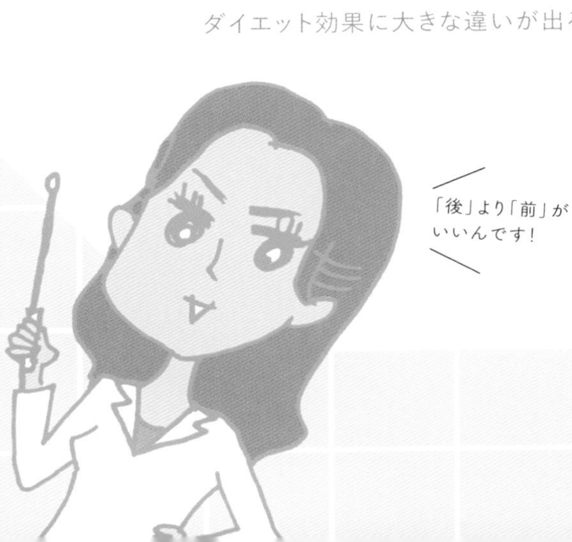

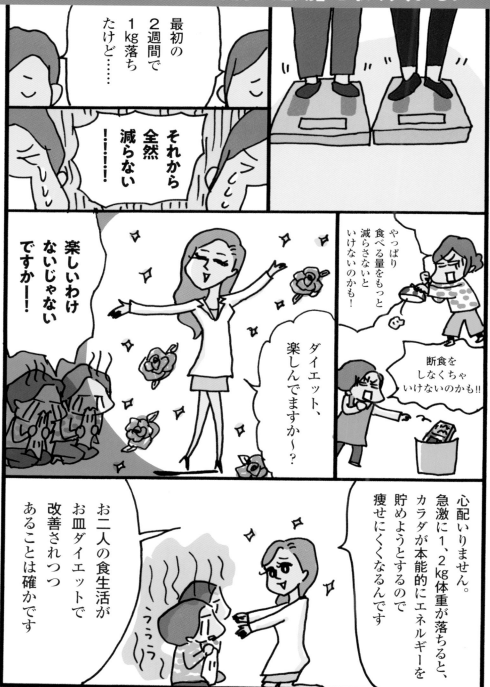

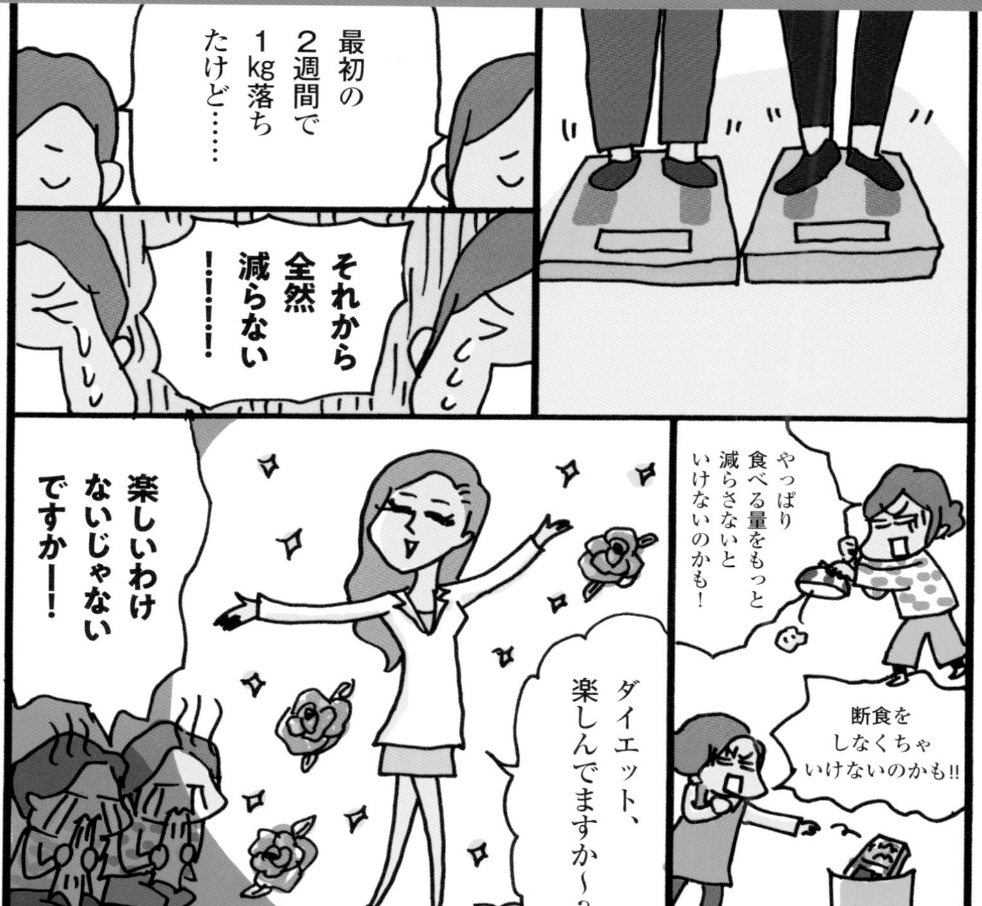
最初の2週間で1kg落ちたけど……
それから全然減らない!!!!!
やっぱり食べる量をもっと減らさないといけないのかも!
断食をしなくちゃいけないのかも!!
ダイエット、楽しんでますか～?
楽しいわけないじゃないですかー!
心配いりません。急激に1、2kg体重が落ちると、カラダが本能的にエネルギーを貯めようとするので痩せにくくなるんです
お二人の食生活がお皿ダイエットで改善されつつあることは確かです

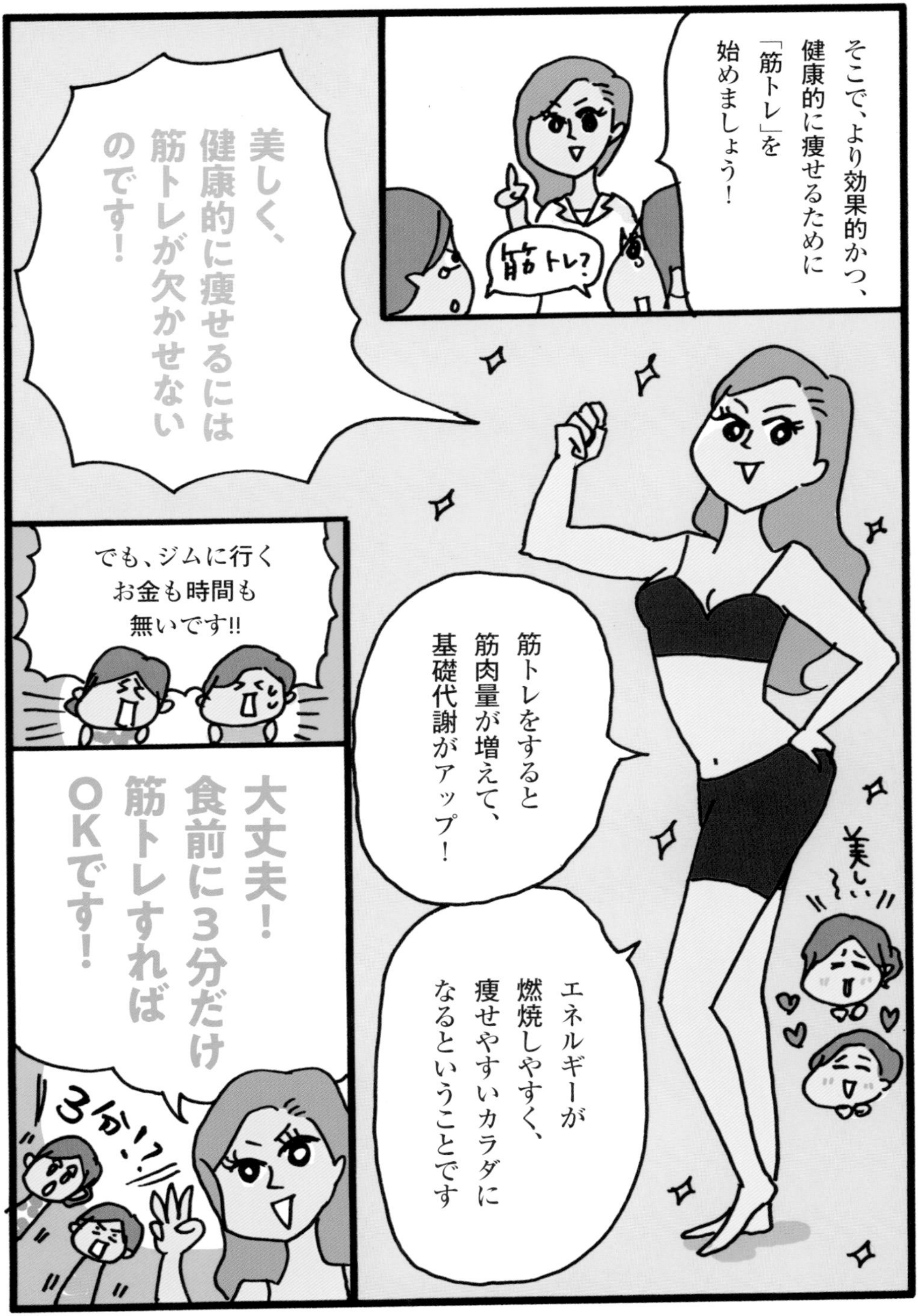
そこで、より効果的かつ、健康的に痩せるために「筋トレ」を始めましょう！
筋トレ？
美しく、健康的に痩せるには筋トレが欠かせないのです！
筋トレをすると筋肉量が増えて、基礎代謝がアップ！
エネルギーが燃焼しやすく、痩せやすいカラダになるということです
美しい～
でも、ジムに行くお金も時間も無いです!!
大丈夫！食前に3分だけ筋トレすればOKです！
3分!?

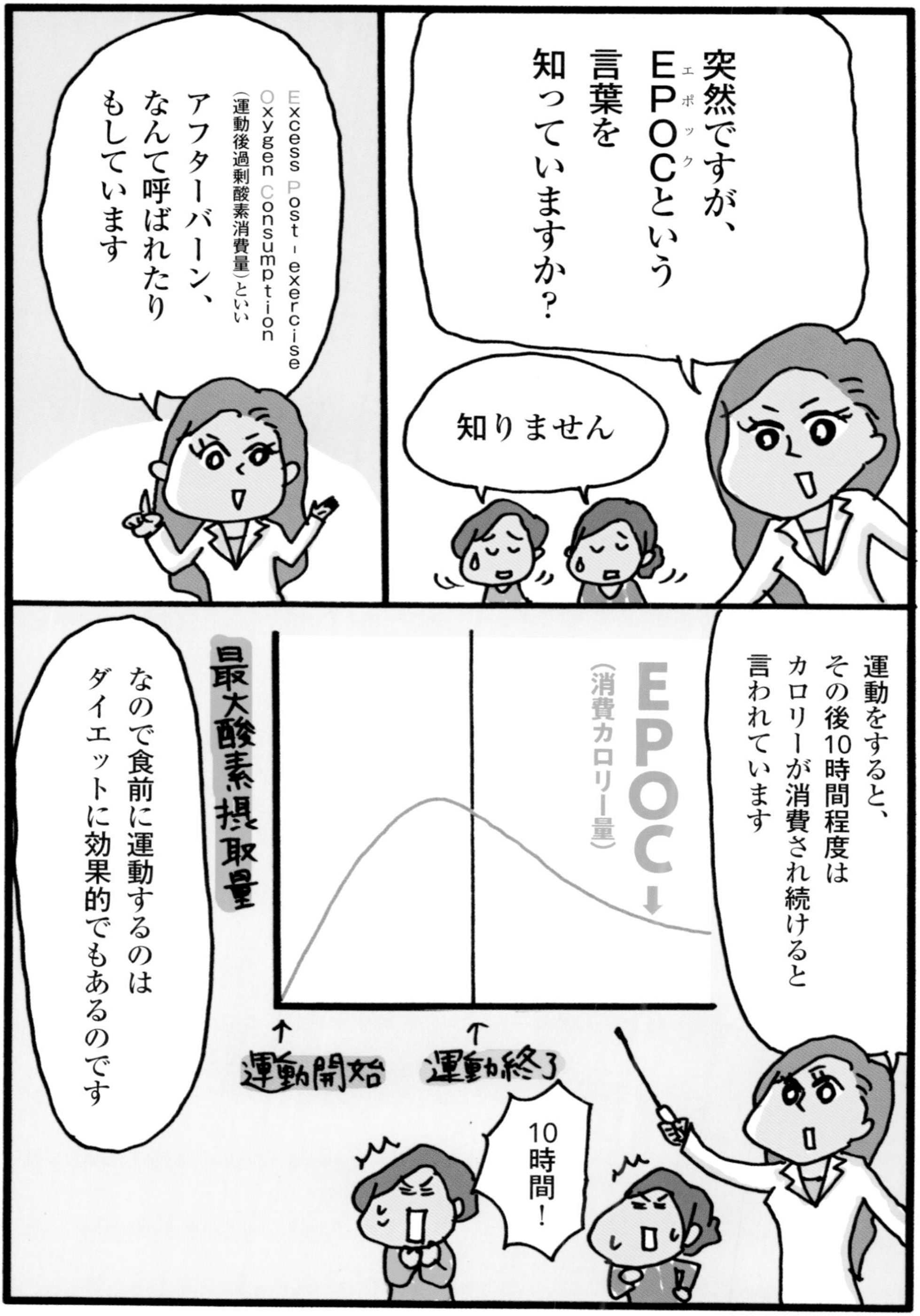

突然ですが、EPOC《エポック》という言葉を知っていますか？
知りません
Excess Post-exercise Oxygen Consumption（運動後過剰酸素消費量）といいアフターバーン、なんて呼ばれたりもしています
運動をすると、その後10時間程度はカロリーが消費され続けると言われています
EPOC（消費カロリー量）
最大酸素摂取量
運動開始
運動終了
10時間！
なので食前に運動するのはダイエットに効果的でもあるのです

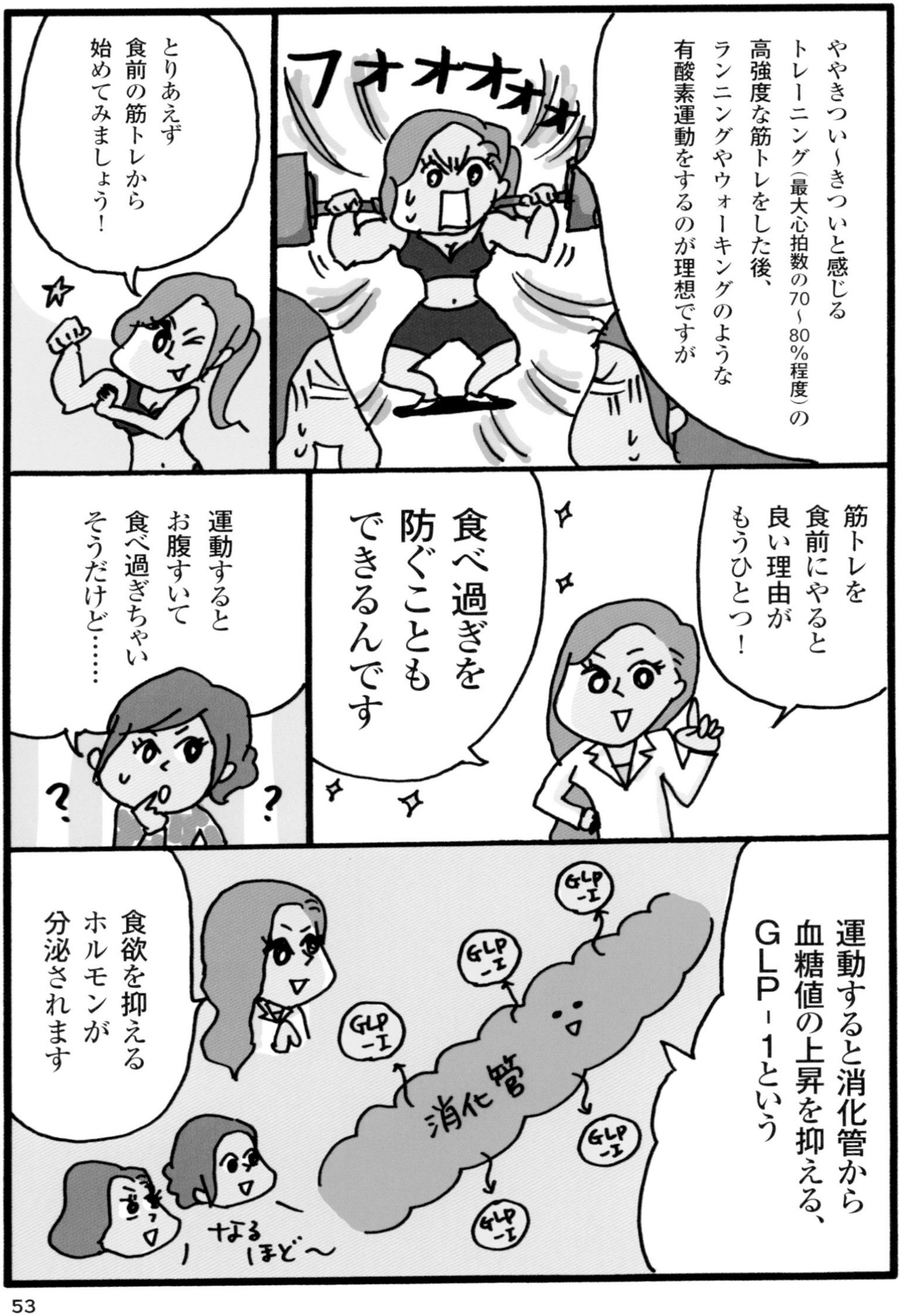
ややきつい〜きついと感じるトレーニング（最大心拍数の70〜80%程度）の高強度な筋トレをした後、ランニングやウォーキングのような有酸素運動をするのが理想ですが
フオオオオオ
とりあえず食前の筋トレから始めてみましょう！
筋トレを食前にやると良い理由がもうひとつ！
食べ過ぎを防ぐこともできるんです
運動するとお腹すいて食べ過ぎちゃいそうだけど……
運動すると消化管から血糖値の上昇を抑える、GLP-1という
食欲を抑えるホルモンが分泌されます
消化管
GLP-1
GLP-1
GLP-1
GLP-1
GLP-1
なるほど〜

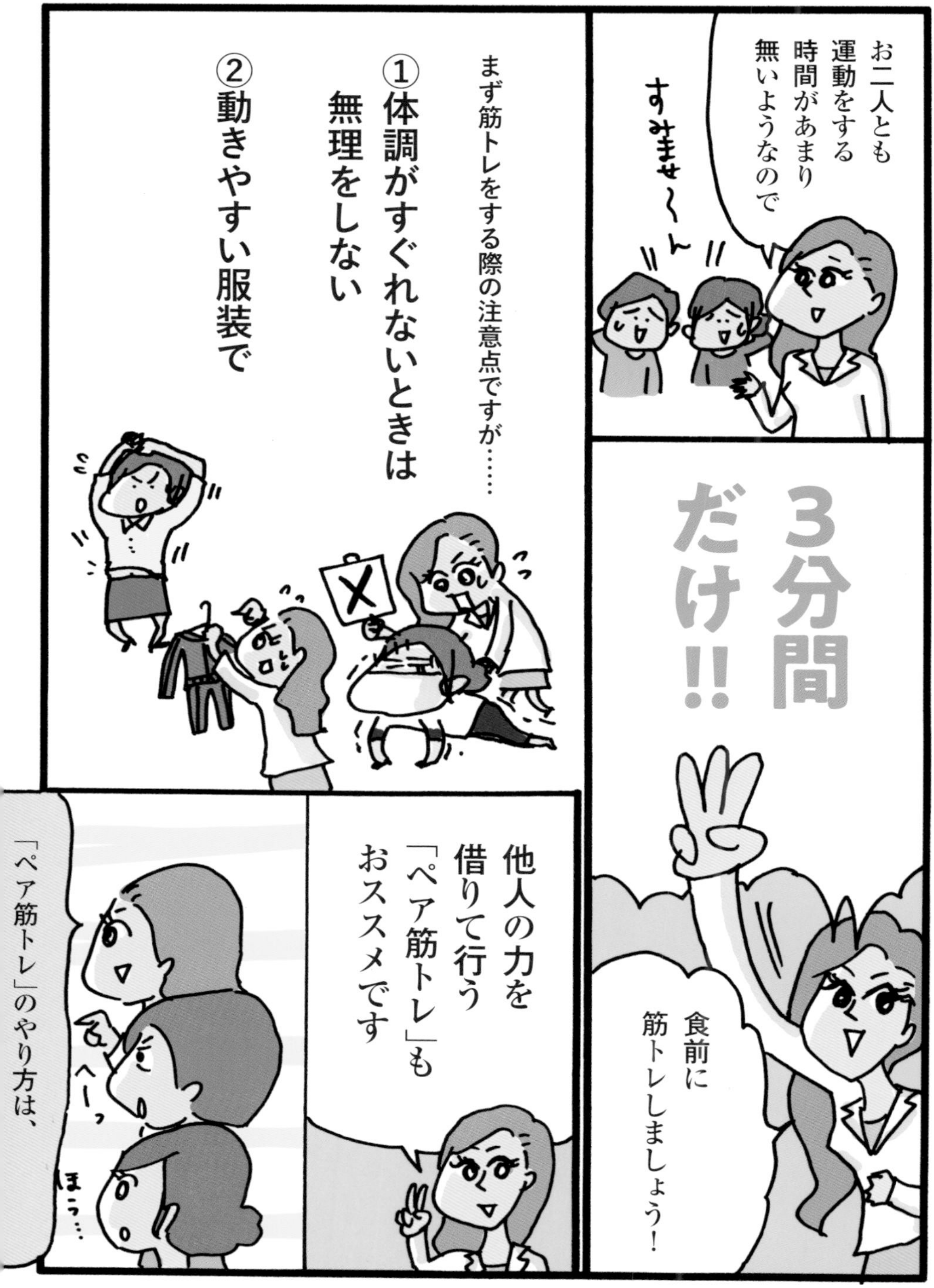
お二人とも運動をする時間があまり無いようなので
すみませ〜ん
まず筋トレをする際の注意点ですが……
①体調がすぐれないときは無理をしない
②動きやすい服装で
3分間だけ!!
食前に筋トレしましょう!
他人の力を借りて行う「ペア筋トレ」もおススメです
へーっ
ほーっ……
「ペア筋トレ」のやり方は、

③トレーニング中は
呼吸を止めず、
ちゃんと息を吸って、
吐くことを意識して！

④鍛えたい筋肉を意識しながら
トレーニングすると効果的

⑤鏡で正しいポーズでできているか
チェックしながら、
トレーニングするのも
おススメ

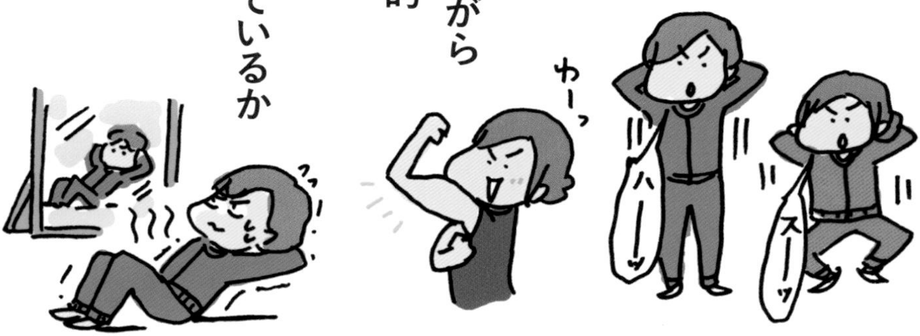

①向かい合わせに座り
②外側に脚がある人は膝を内側に入れるイメージ、内側にある人は外側に押し開くイメージで力を入れます。外側に脚があると内転筋（太もも）が鍛えられ、内側にあるとお尻が鍛えられます。

相手の様子に合わせて力加減を調節して負荷を掛けられるところがメリット。無理なく安全に大きな負荷の筋トレが可能になる。

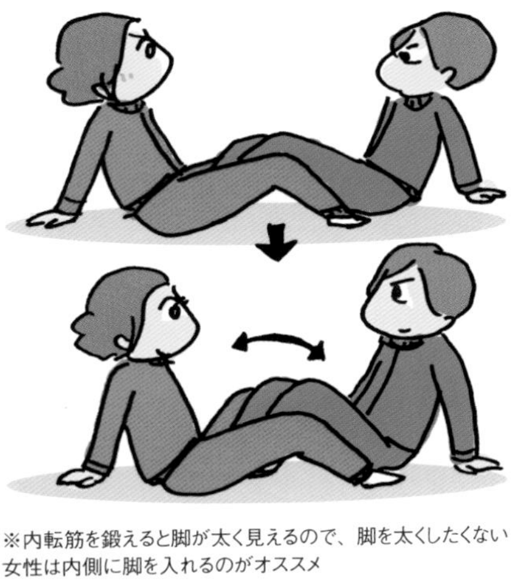

※内転筋を鍛えると脚が太く見えるので、脚を太くしたくない女性は内側に脚を入れるのがオススメ

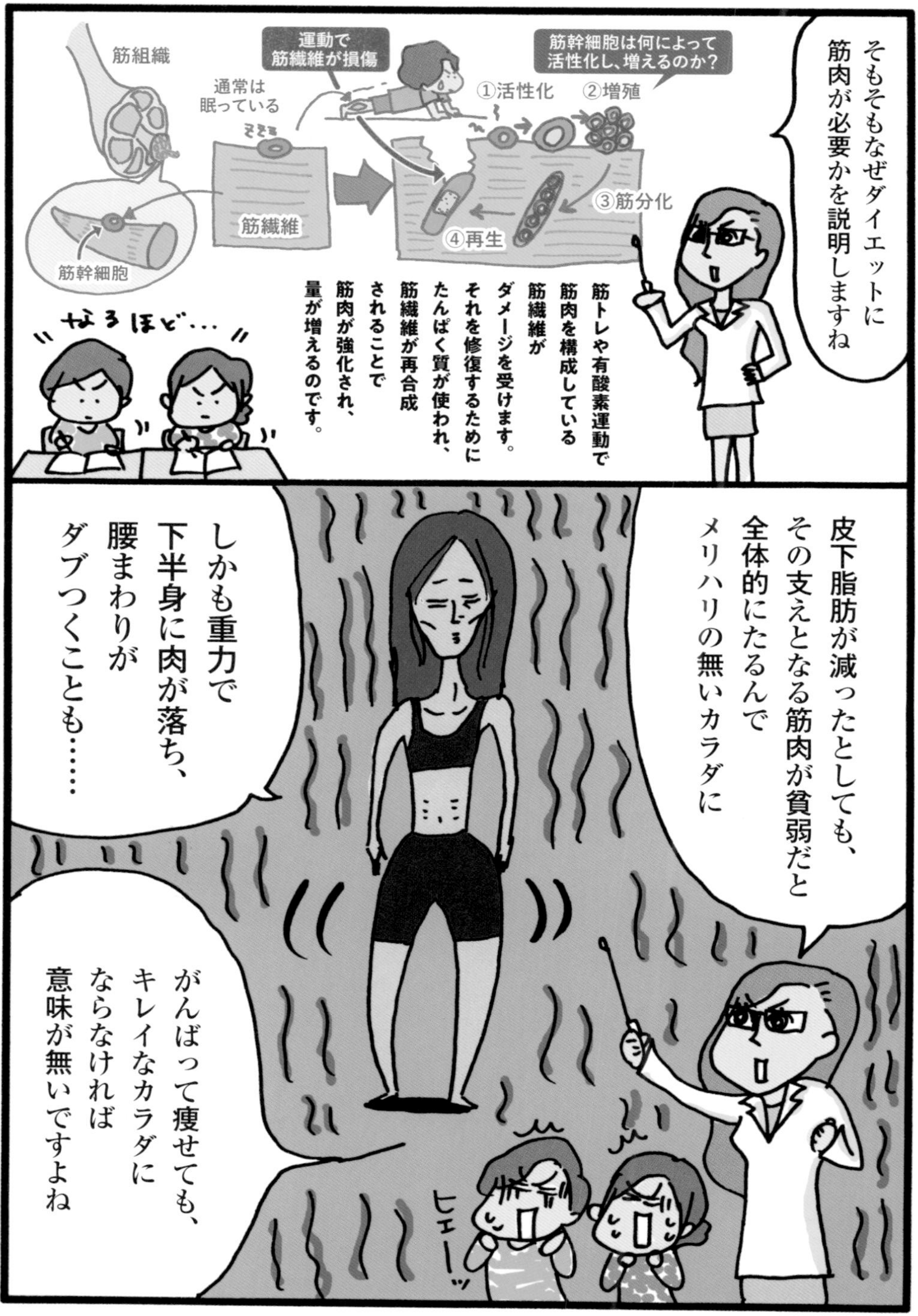
そもそもなぜダイエットに筋肉が必要かを説明しますね
筋組織
筋幹細胞
筋繊維
通常は眠っている
運動で筋繊維が損傷
筋幹細胞は何によって活性化し、増えるのか？
①活性化
②増殖
③筋分化
④再生
筋トレや有酸素運動で筋肉を構成している筋繊維がダメージを受けます。それを修復するためにたんぱく質が使われ、筋繊維が再合成されることで筋肉が強化され、量が増えるのです。
なるほど…
皮下脂肪が減ったとしても、その支えとなる筋肉が貧弱だと全体的にたるんでメリハリの無いカラダに
しかも重力で下半身に肉が落ち、腰まわりがダブつくことも……
がんばって痩せても、キレイなカラダにならなければ意味が無いですよね
ヒエーッ

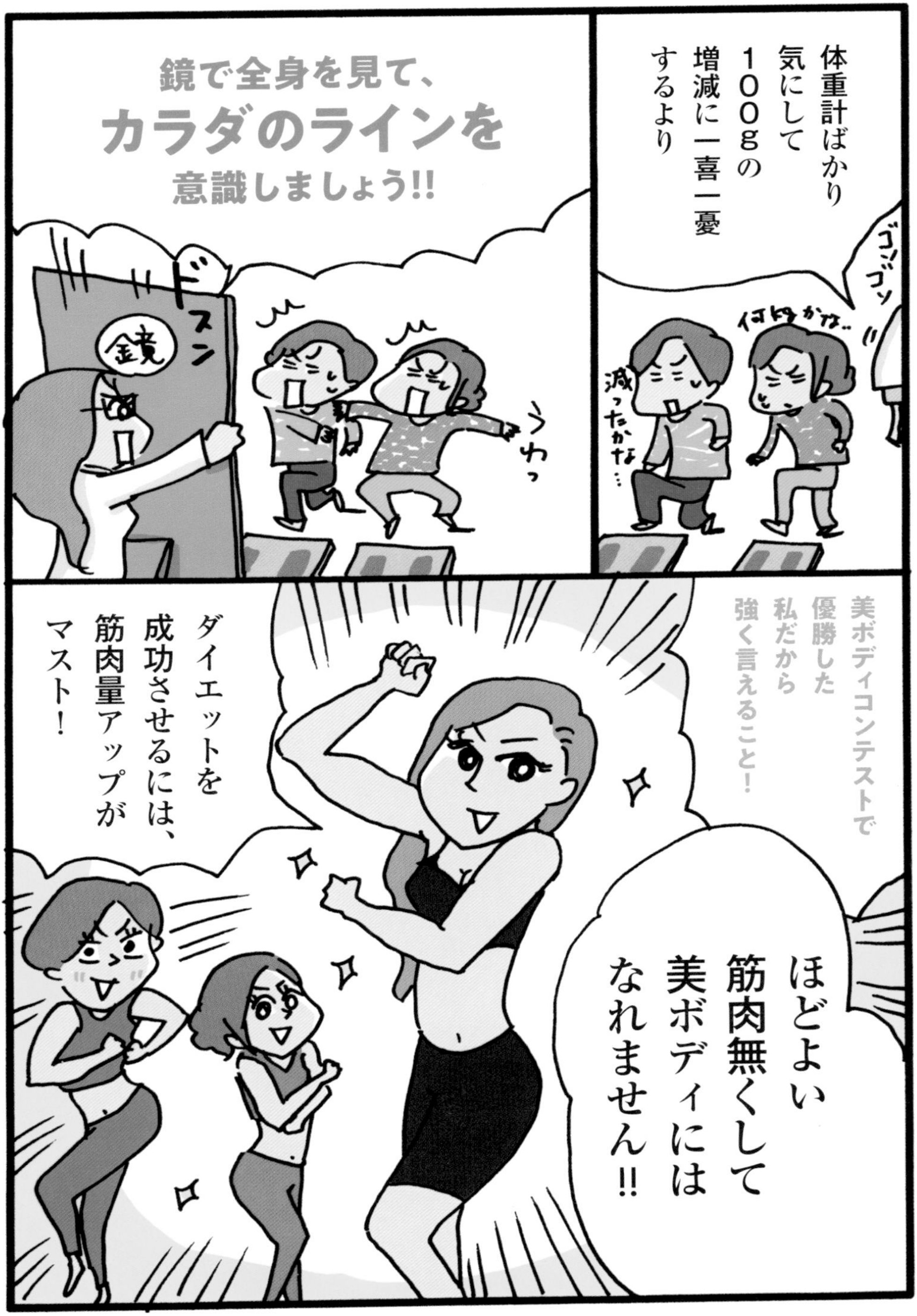
体重計ばかり気にして100gの増減に一喜一憂するより
ゴソゴソ
何kgかな‥
減ったかな…
鏡で全身を見て、カラダのラインを意識しましょう!!
ドスン
鏡
うわっ
美ボディコンテストで優勝した私だから強く言えること!
ほどよい筋肉無くして美ボディにはなれません!!
ダイエットを成功させるには、筋肉量アップがマスト!

\これだけ!?/

「食前3分間運動」で確実に痩せる理由

「アフターバーン」という言葉を知っていますか？　激しい運動の後に、カラダを元の状態に回復させるために使われるエネルギーを指します。運動後、血液中に酸素をめぐらせたり、呼吸や心拍数を整えたりするために、カラダのエネルギー（カロリー）が10時間ほど消費され続ける状態です。このアフターバーンを生むために、最大心拍数70～80％程度の高強度な筋肉トレーニングを行い、その後に最大心拍数50～60％程度の有酸素運動を行うのが最も効果的です。そして**食前に運動をすることで、満腹感を誘導し食欲を抑える「GLP-1ホルモン」と「PYYホルモン」が分泌される**とも言われています。ただ、「毎日、食前に30分のランニングと10分の筋トレを！」と言っても現実的になかなか難しいですね。そこで、〝3分間の筋トレ〟からトライしてみましょう！　食前にたった3分間運動するだけで、痩せ体質への扉が見えてくるはずです。

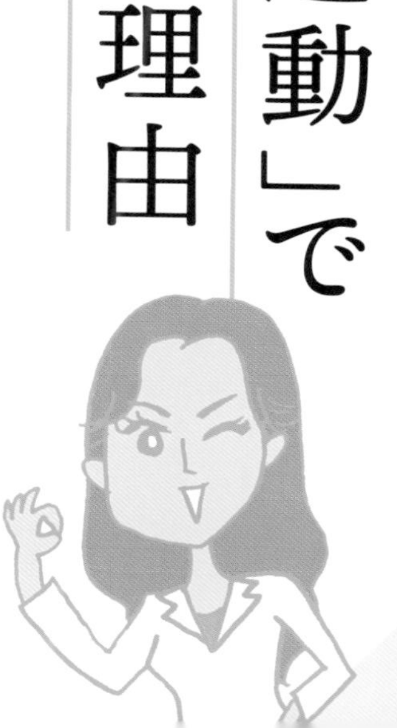

WHAT IS

GLP-1??

医療にも使われる注目のホルモン

小腸から分泌されるホルモンで、胃の内容物をゆっくりと排出させることで食欲を制御し、食事量を少なく抑えられる。また、インスリンの分泌を促進して、血糖値を下げる働きも。

WHAT IS

PYY??

早々に満腹感を誘導するホルモン

小腸に多く分布するホルモン。ペプチドYYとも呼ばれ、視床下部の受容体に作用し、満腹感のシグナル(食事をやめるスイッチ)を出す。食欲を低下させ、摂食量を減らすことができる。

無理なく続けられる

「食前3分間運動」1日のスケジュール

お皿変えるだけダイエットで、体重が1〜2kgほど減ったり、お通じが良くなったりカラダの変化を実感している方もいるのではないでしょうか。**食生活の改善に慣れてきたら、次のステップとして筋トレを取り入れましょう。**筋トレをすることで、筋力量のアップと消費カロリーを上げることが可能になり、**食事制限だけのダイエットよりも、より痩せやすくなります。**さらにカラダのラインがキレイになり、肩こりや腰痛の防止にもなったり、と良いことずくめ。

1日3回の食前に3分間筋トレすることから始めてみましょう。毎回同じメニューではなく、朝食前には肩や首まわりの血流をアップさせ目覚めも良くしてくれる肩甲骨まわりの筋トレ、昼食前は勤務先のオフィスなどでもできる椅子を使った腹筋、夕食前は下半身の大きな筋肉を鍛えて、代謝をアップしましょう!

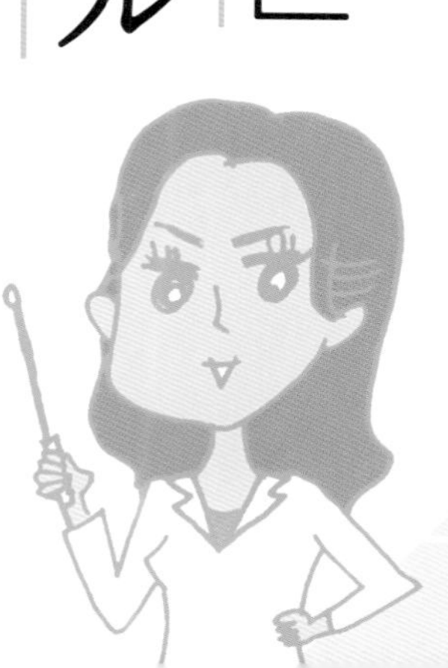

食前3分間運動
1日のスケジュール例

7:00 起床

朝食前の3分間運動（上半身）

朝食

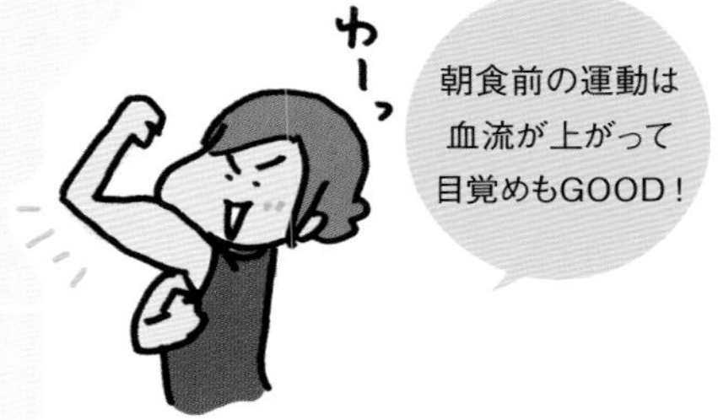
わーっ
朝食前の運動は
血流が上がって
目覚めもGOOD！

午前勤務

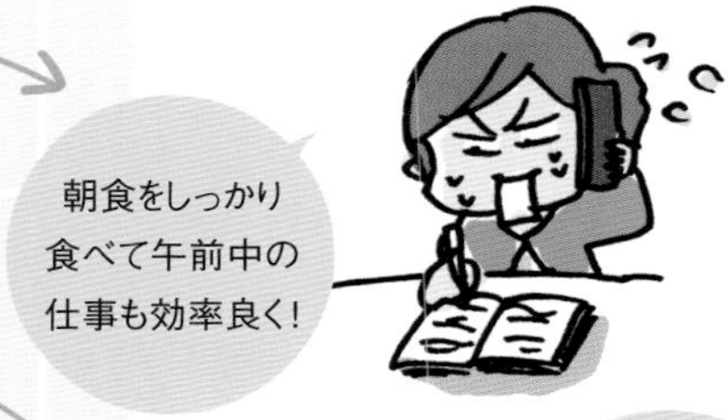
朝食をしっかり
食べて午前中の
仕事も効率良く!

12:00 昼食前の3分間運動（腹筋）

昼食

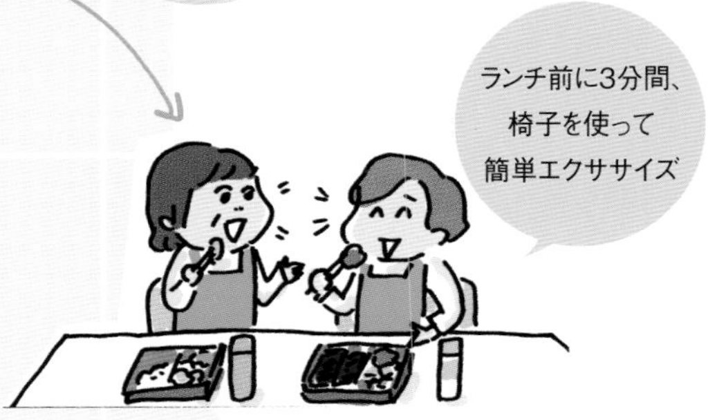
ランチ前に3分間、
椅子を使って
簡単エクササイズ

午後勤務

19:00 夕食前の3分間運動（下半身）

夕食

24:00 就寝

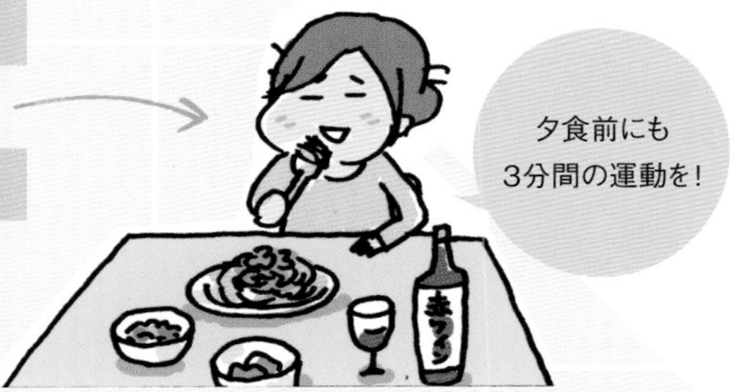
夕食前にも
3分間の運動を!

Morning

朝の3分で上半身を鍛える!!

スマホやパソコンの長時間使用ですっかり縮こまった肩まわりを広げつつ、
肩甲骨周辺を筋力アップ。
姿勢が良くなり、四十肩予防にも！

10回

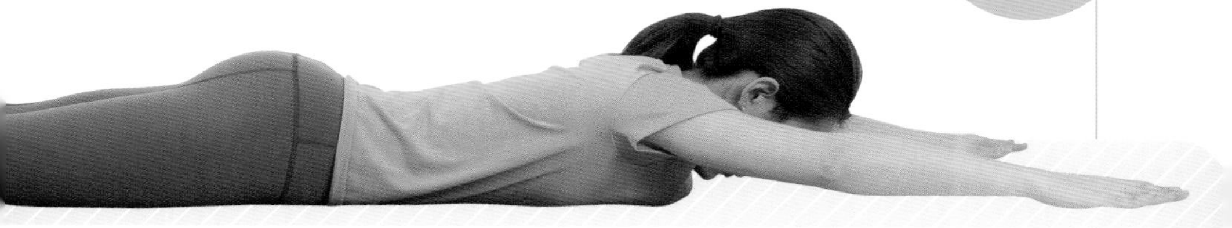

STEP

1

うつ伏せになり、
両手両足を広げる。
両腕を床から少し浮かせる

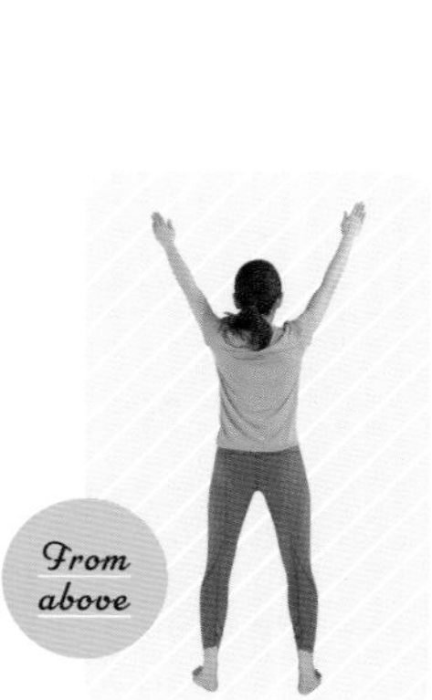

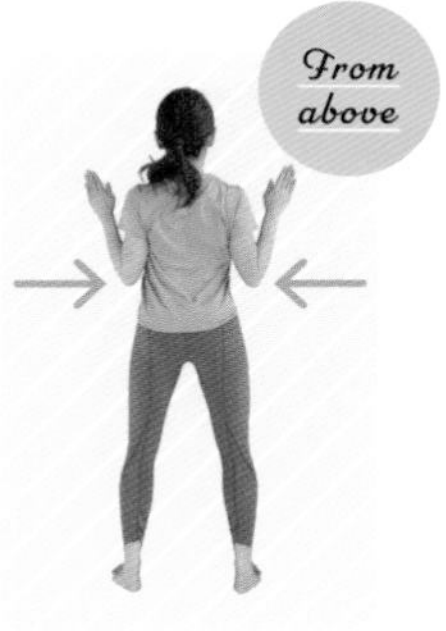

STEP

2

上半身を起こしながら、肩甲骨を背中の中心に寄せるイメージで、両肘をカラダに寄せる

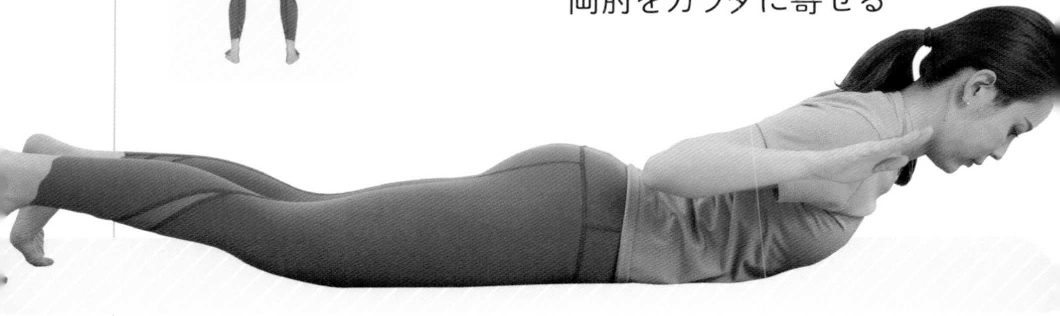

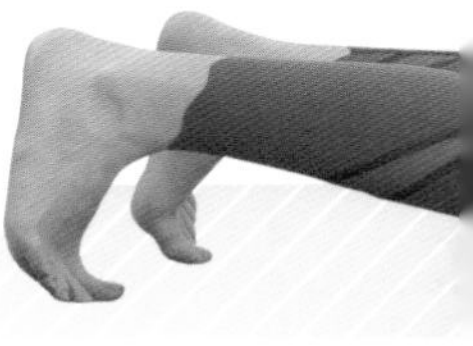

ここに注意！

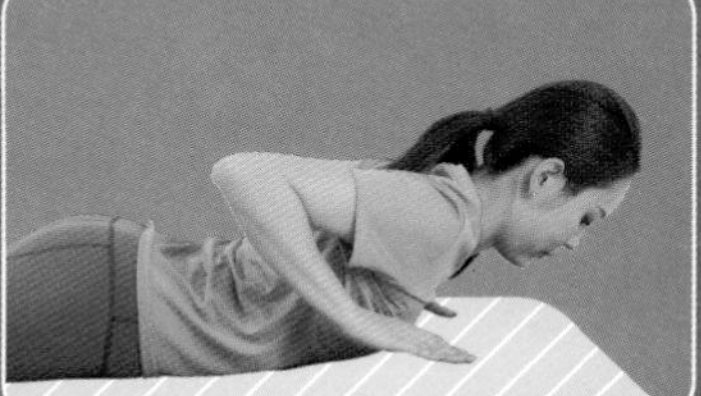

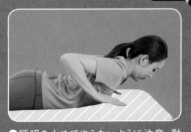

●呼吸を止めてやらないように注意。動作ごとに息を吸って、吐いてを意識する

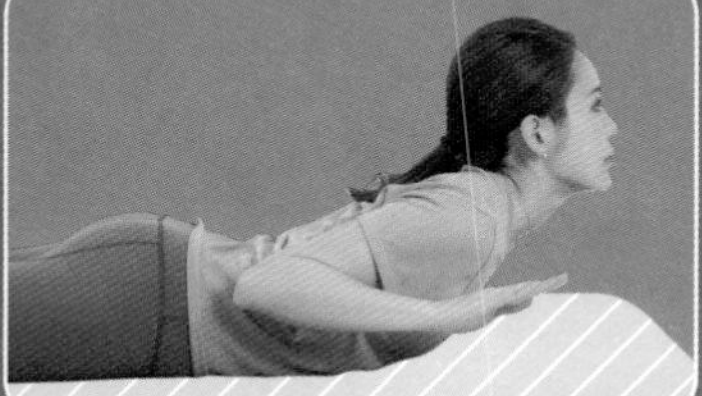

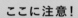

●上半身を起こす際、アゴを上げると肩甲骨を鍛えられない

Noon

昼の3分で腹筋を鍛える!!

ぽっこりお腹を改善するだけでなく、
体幹の安定性が高まり腰痛予防にも。

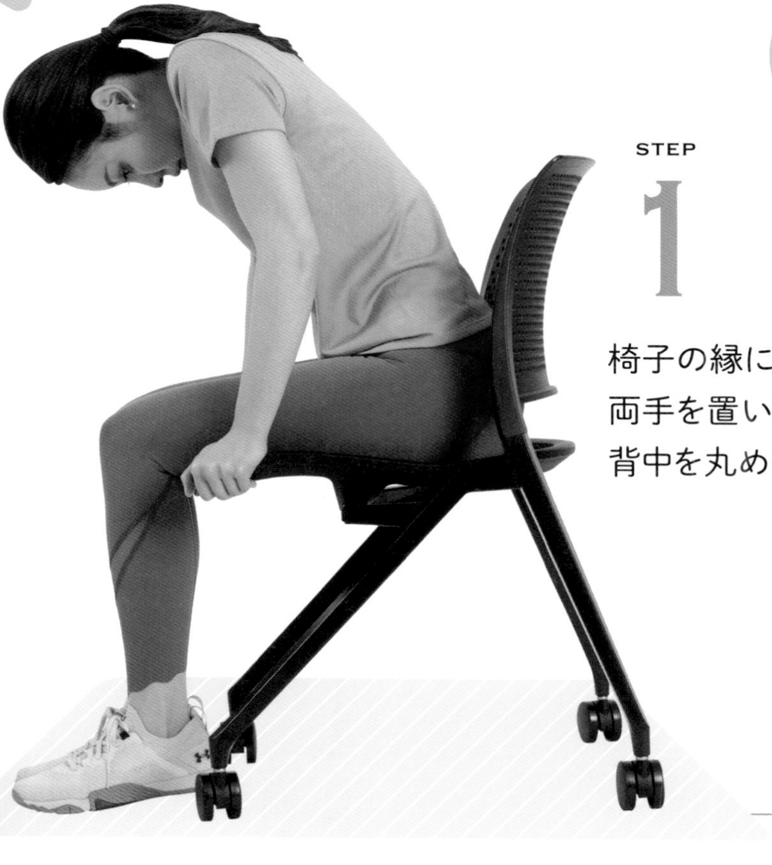

10回

STEP

1

椅子の縁に
両手を置いて固定。
背中を丸める

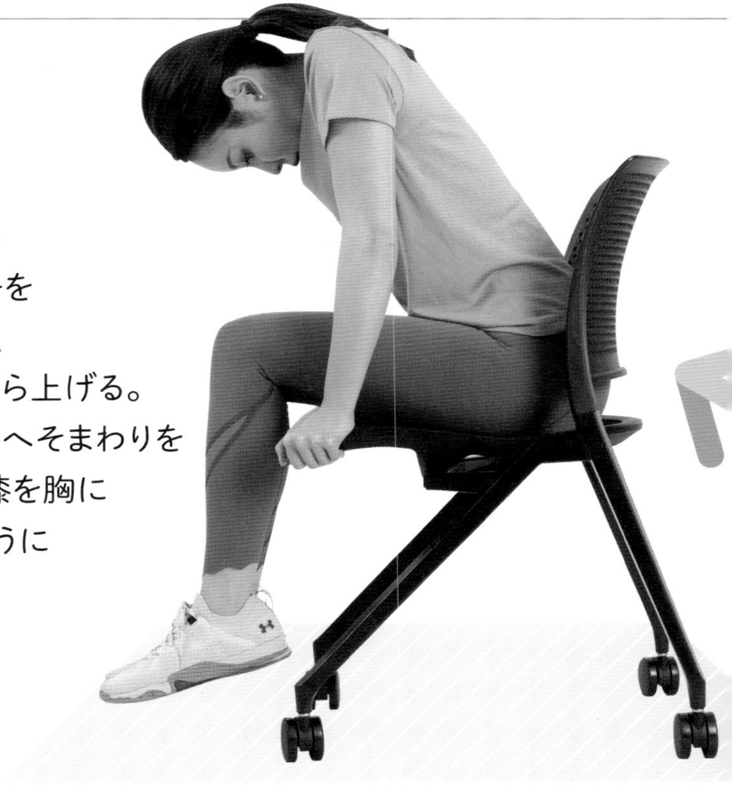

STEP 2

両手で椅子を
押しながら、
両足を床から上げる。
このとき、おへそまわりを
意識して、膝を胸に
近づけるように

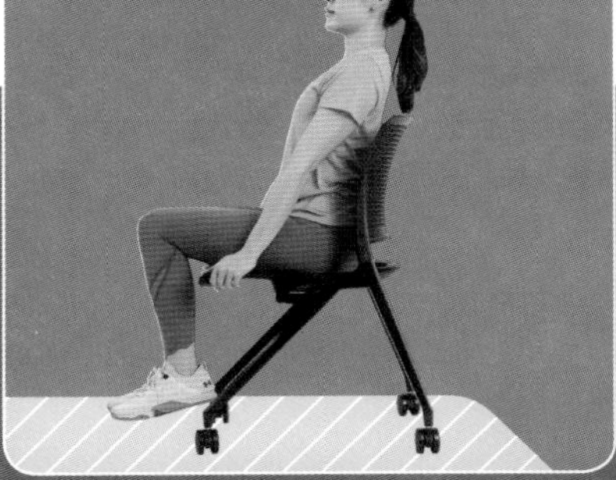

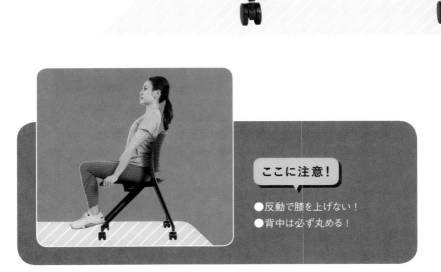

ここに注意!

- 反動で膝を上げない!
- 背中は必ず丸める!

Night

夜の3分で
下半身を鍛える!!

下半身の大きな筋肉を増やすことで代謝をアップ！
また、お尻を引き締めることで ヒップアップに繋がり脚が長く見える効果も。

STEP
1
仰向けに寝て両膝を曲げ、
かかとをお尻の近くに寄せる

まずは1→2の
繰り返しを
10回

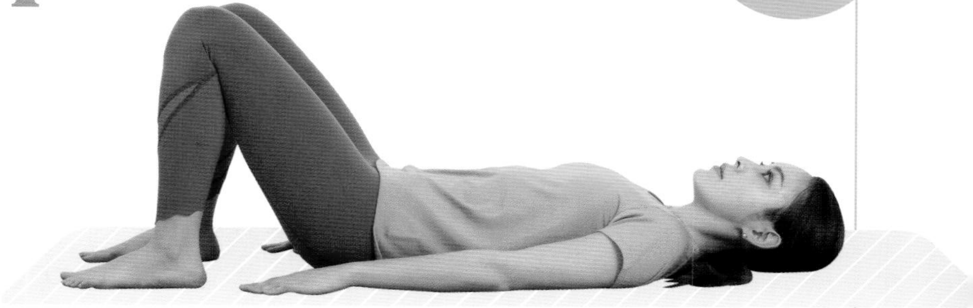

1→2の繰り返しが
余裕でできるように
なったら
3のステップを追加

STEP
2
お尻に力を入れながら
背中を床から浮かせる

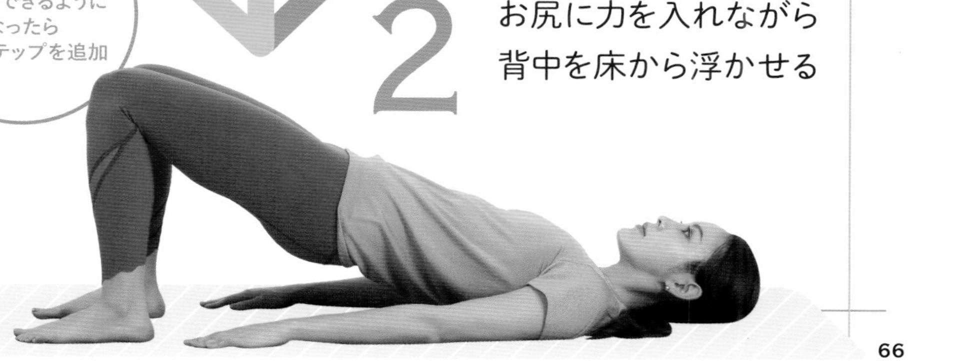

1→2→3を
つづけて
10回

STEP 3 (息を吐きながら) つま先を意識しながら 片方の足のかかとを高く上げ 数秒キープして2に戻る

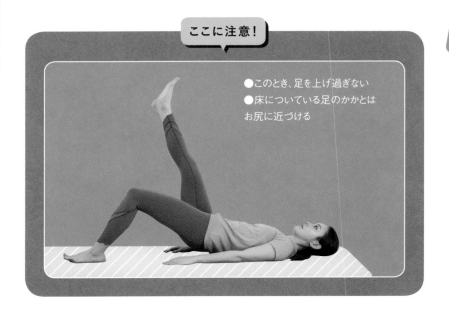

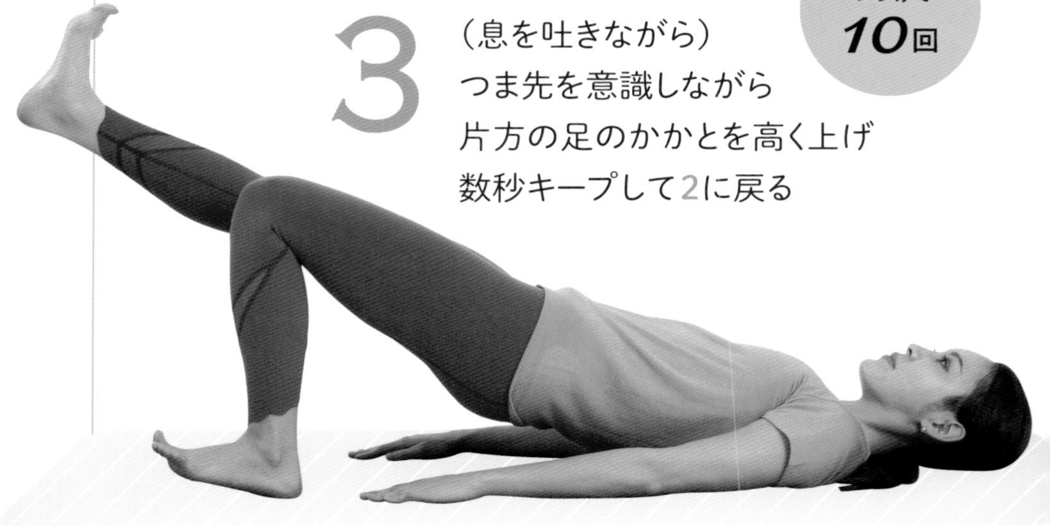

ここに注意!

●このとき、足を上げ過ぎない
●床についている足のかかとはお尻に近づける

Diet Column

Part 3

ジムに行けなくても自宅や通勤中にしっかり運動できるんです!!

リモートなどで自宅で過ごす時間が増えると、運動不足になりがちです。そこで自宅の限られたスペースでも簡単にできる、エクササイズを紹介します。

HOW TO EXERCISE

1. **25〜40cm程の高さの台に右足、左足の順番に昇る(階段でも代用可能)**
2. **両足が台に乗ったところですぐに右足から降りる。これを10回行い、終わったら、次は左足からスタートして同様に10回行う。**

※通勤中に駅の階段で行う場合、1段ずつ登り降りせずに姿勢を意識して階段登るだけでOK。膝に痛みがある時は無理をせずにエスカレーターの使用を。

POINT
前かがみの姿勢でお腹に力を入れて

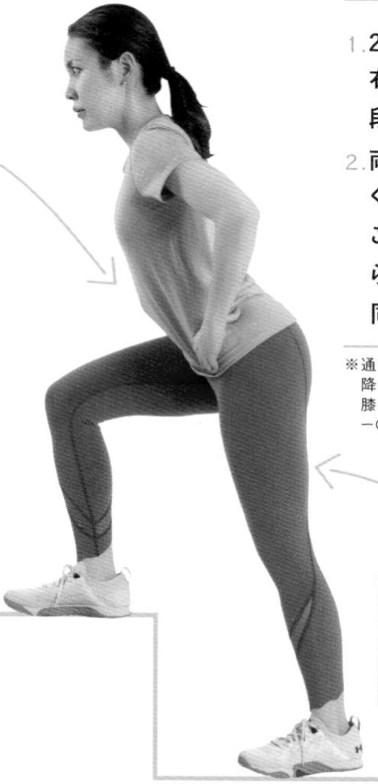

POINT
骨盤の上あたりに手を添えてキープ

右足からスタートして10回昇降

×

左足からスタートして10回昇降

そんなことで
あきらめないで!
NG!

PART 3

ダイエットを失敗させない!「トラブル対処法」

ストレスや生理前のPMS、食事制限疲れの過食衝動……
がんばってきたダイエットが失敗してしまう原因はさまざま。
でも、大丈夫!　そのトラブルは、ちゃんと回避できるんです。

トラブル1 停滞期

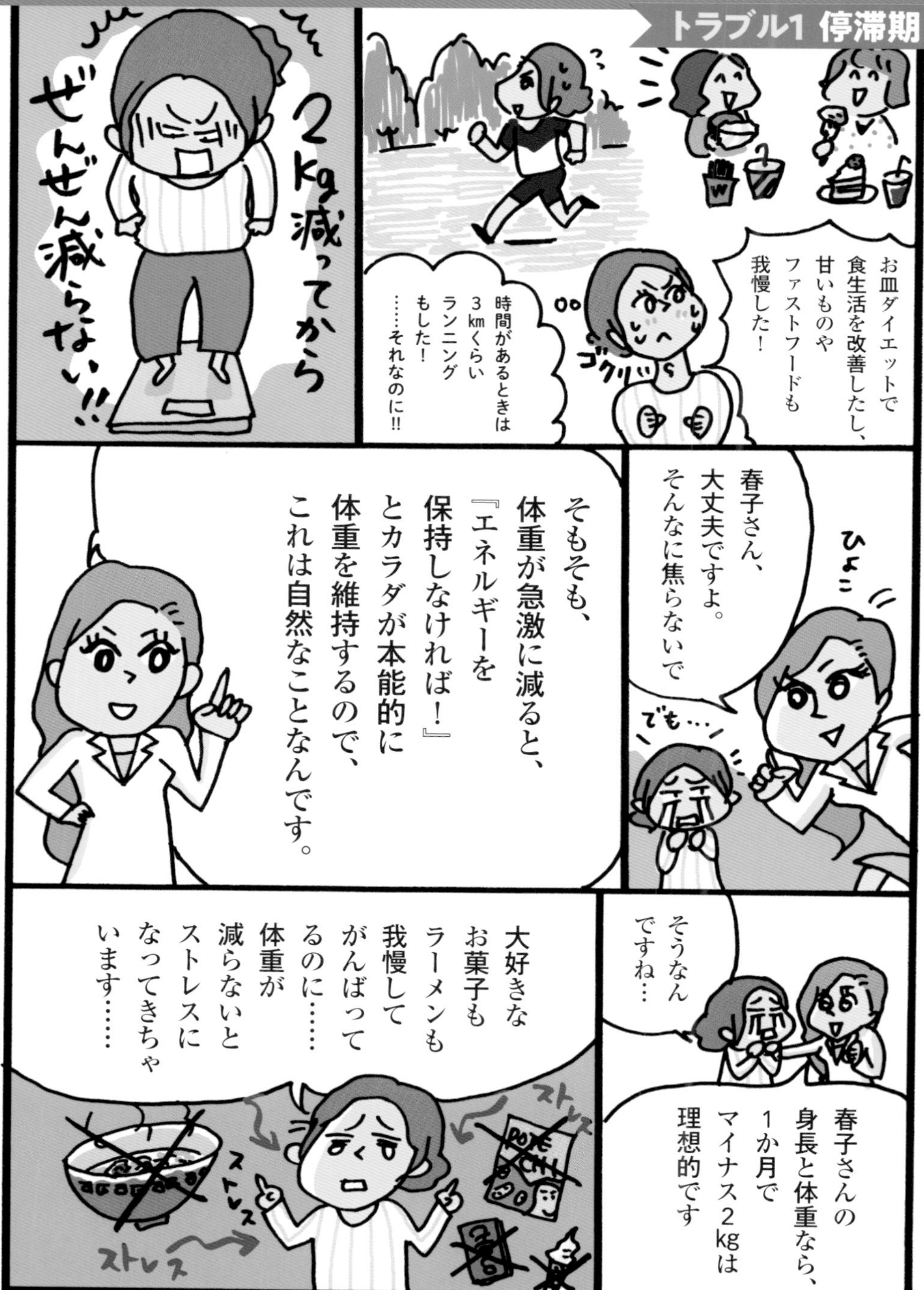
お皿ダイエットで食生活を改善したし、甘いものやファストフードも我慢した！
時間があるときは3kmくらいランニングもした！……それなのに!!
ゴクリ
2kg減ってから
ぜんぜん減らない!!
ひょこ
春子さん、大丈夫ですよ。そんなに焦らないで
でも…
そもそも、体重が急激に減ると、『エネルギーを保持しなければ！』とカラダが本能的に体重を維持するので、これは自然なことなんです。
そうなんですね…
春子さんの身長と体重なら、1か月でマイナス2kgは理想的です
大好きなお菓子もラーメンも我慢してがんばってるのに……体重が減らないとストレスになってきちゃいます……
ストレス
ストレス
ストレス
ストレス

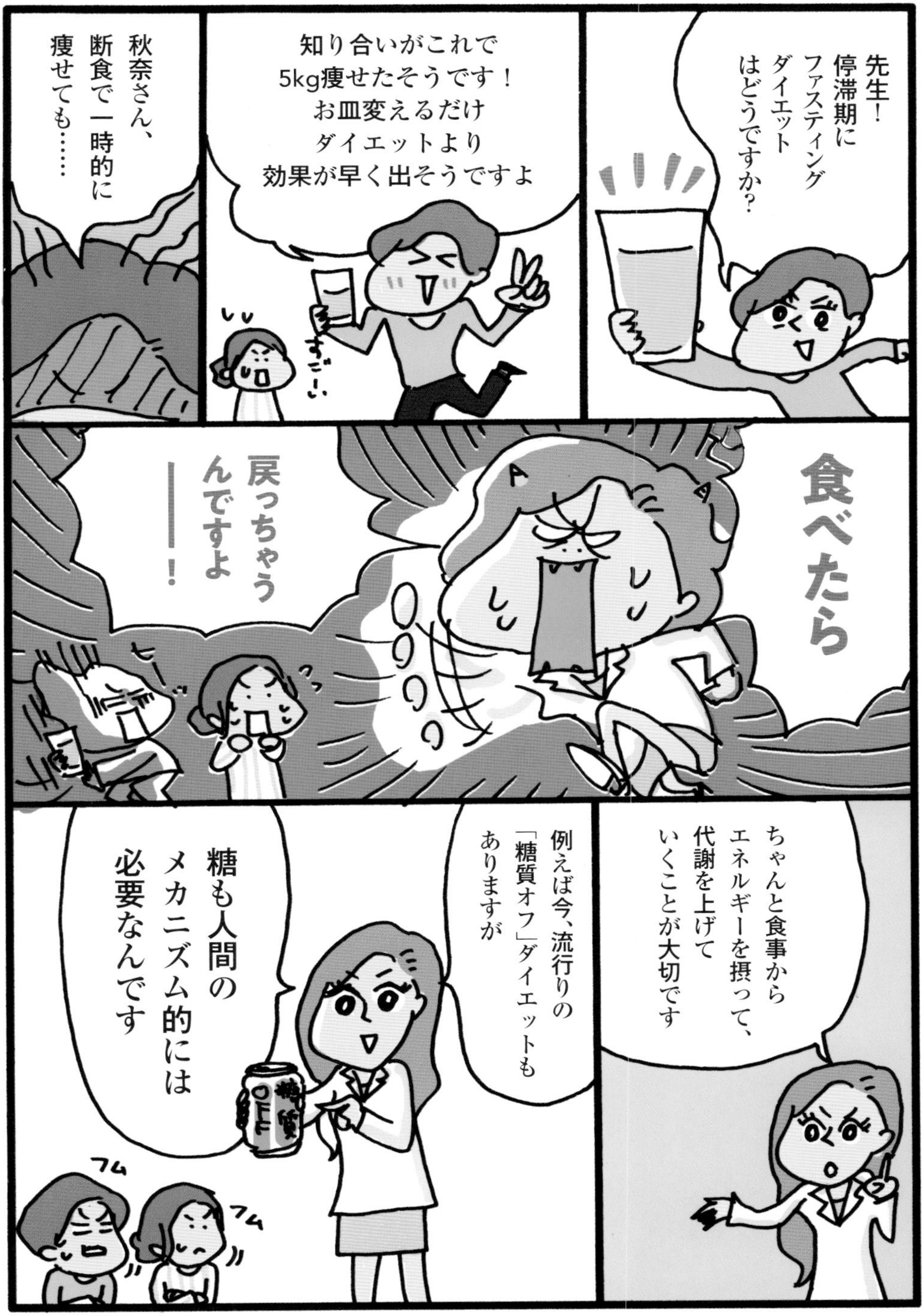
先生！停滞期にファスティングダイエットはどうですか？
知り合いがこれで5kg痩せたそうです！お皿変えるだけダイエットより効果が早く出そうですよ
すごーい
秋奈さん、断食で一時的に痩せても……
食べたら
戻っちゃうんですよ——！
ヒー
ちゃんと食事からエネルギーを摂って、代謝を上げていくことが大切です
例えば今、流行りの「糖質オフ」ダイエットもありますが
糖も人間のメカニズム的には必要なんです
フム
フム

トラブル2 外食にさそわれたら?

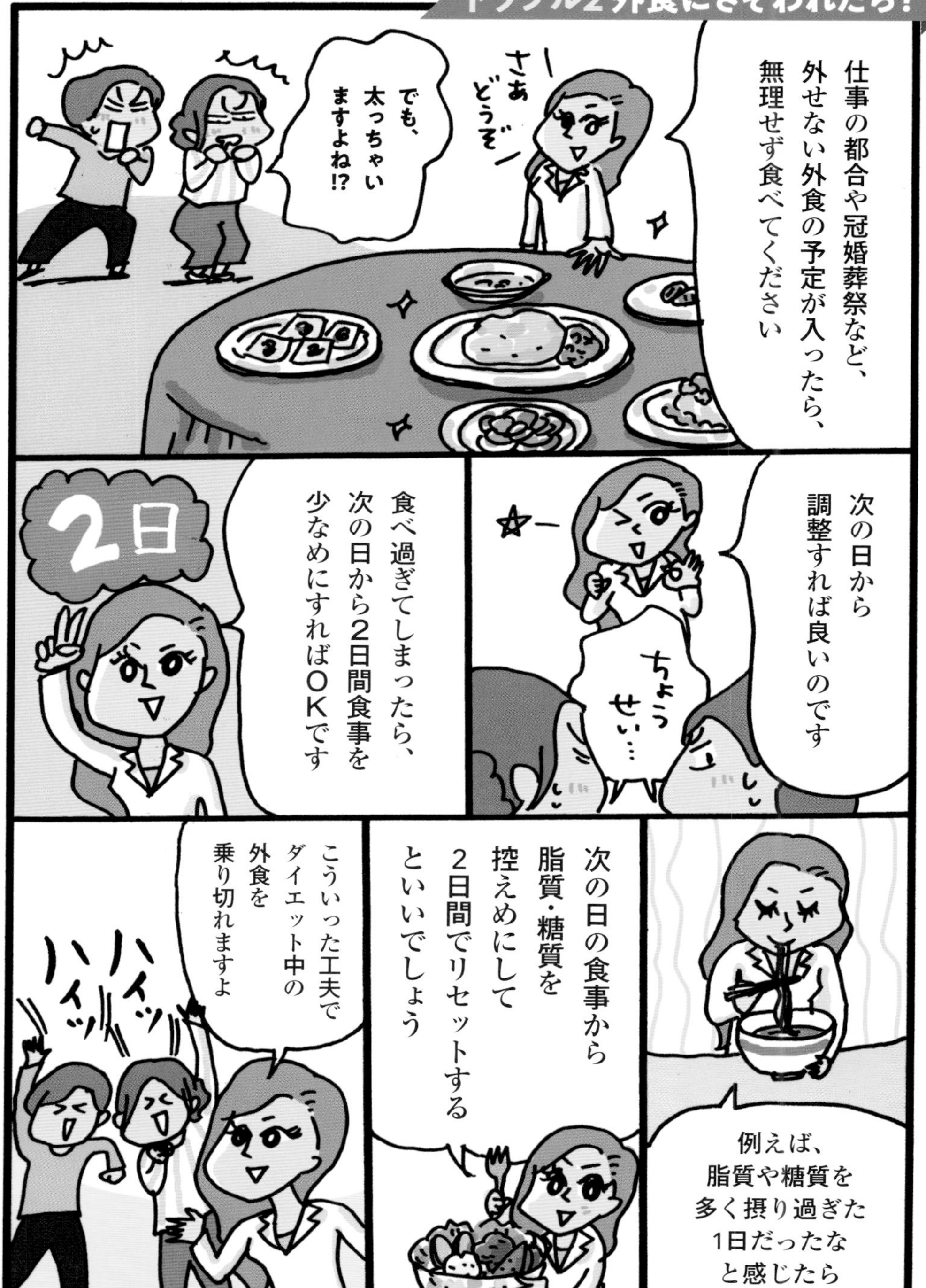

仕事の都合や冠婚葬祭など、外せない外食の予定が入ったら、無理せず食べてください
さあ どうぞ
でも、太っちゃいますよね!?
次の日から調整すれば良いのです
ちょうせい…
2日
食べ過ぎてしまったら、次の日から2日間食事を少なめにすればＯＫです
例えば、脂質や糖質を多く摂り過ぎた1日だったなと感じたら
次の日の食事から脂質・糖質を控えめにして2日間でリセットするといいでしょう
こういった工夫でダイエット中の外食を乗り切れますよ
ハイッ
ハイッ

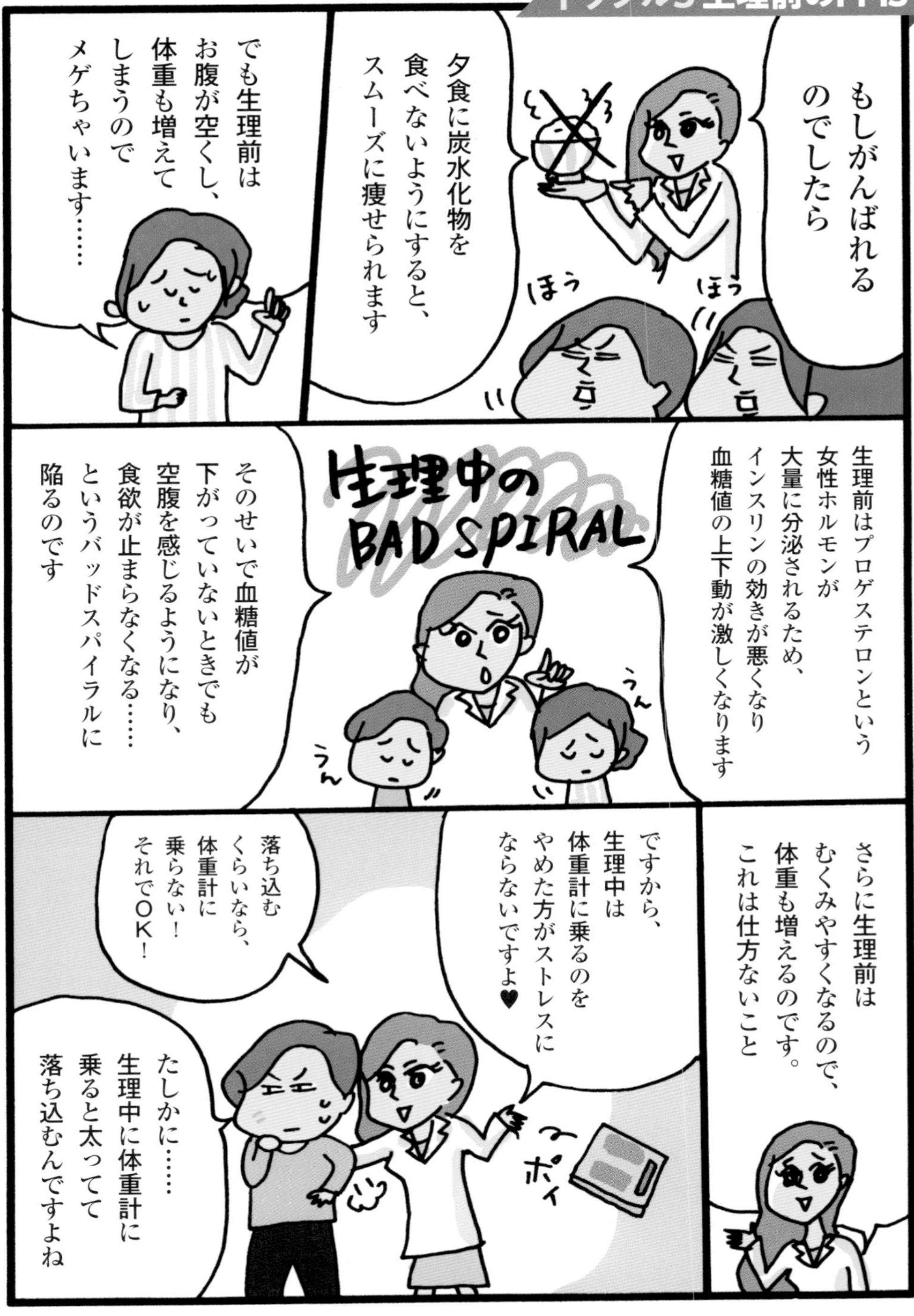
もしがんばれるのでしたら
夕食に炭水化物を食べないようにすると、スムーズに痩せられます
ほう
ほう
でも生理前はお腹が空くし、体重も増えてしまうのでメゲちゃいます……
生理前はプロゲステロンという女性ホルモンが大量に分泌されるため、インスリンの効きが悪くなり血糖値の上下動が激しくなります
生理中のBAD SPIRAL
うん
うん
そのせいで血糖値が下がっていないときでも空腹を感じるようになり、食欲が止まらなくなる……というバッドスパイラルに陥るのです
さらに生理前はむくみやすくなるので、体重も増えるのです。これは仕方ないこと
ですから、生理中は体重計に乗るのをやめた方がストレスにならないですよ♥
落ち込むくらいなら、体重計に乗らない！それでOK！
ポイ
たしかに……生理中に体重計に乗ると太ってて落ち込むんですよね

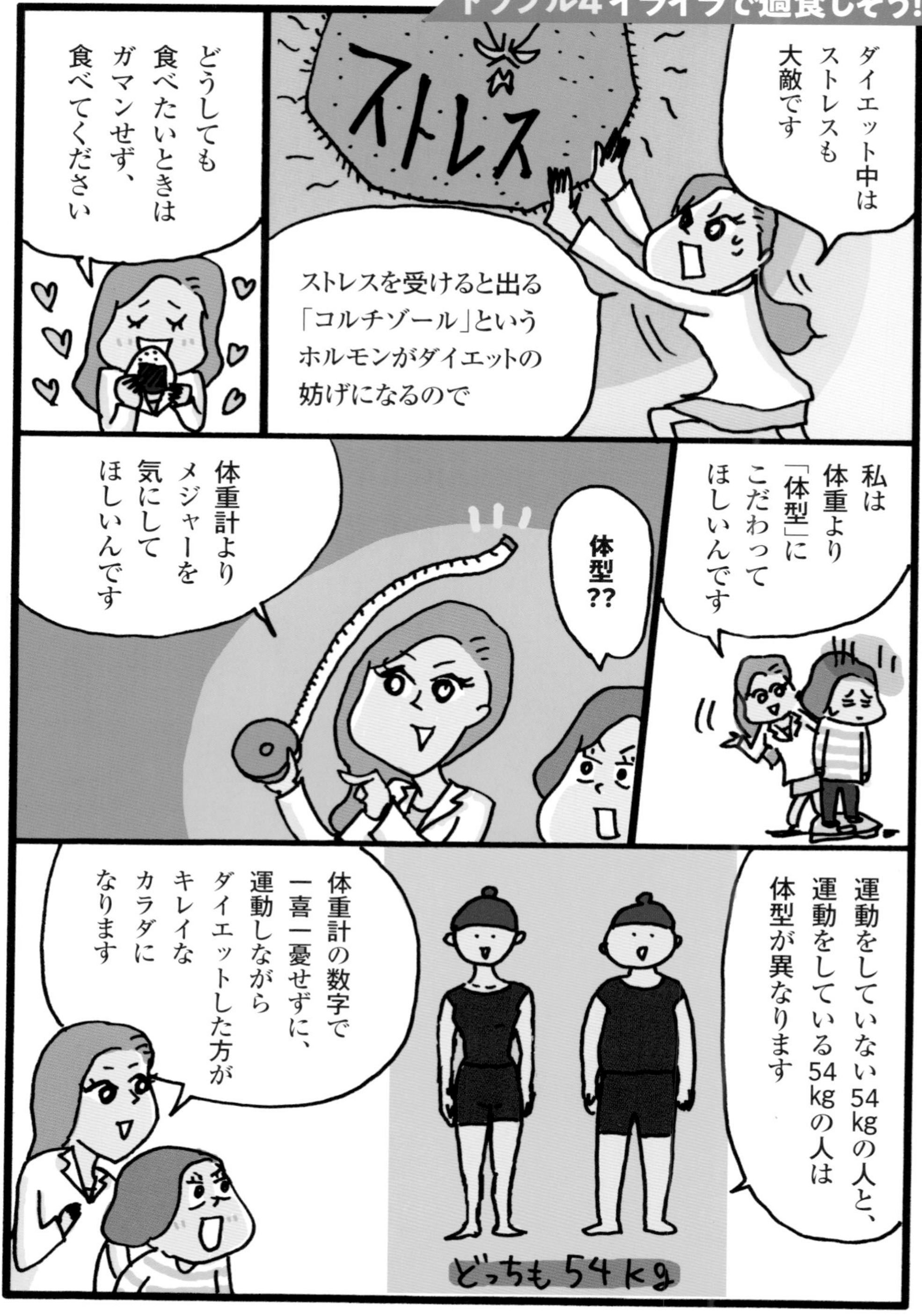
ダイエット中はストレスも大敵です
ストレス
ストレスを受けると出る「コルチゾール」というホルモンがダイエットの妨げになるので
どうしても食べたいときはガマンせず、食べてください
私は体重より「体型」にこだわってほしいんです
体型??
体重計よりメジャーを気にしてほしいんです
運動をしていない54kgの人と、運動をしている54kgの人は体型が異なります
どっちも54kg
体重計の数字で一喜一憂せずに、運動しながらダイエットした方がキレイなカラダになります

トラブル5 どうしようもなくお腹が空いたときの乗り越え方

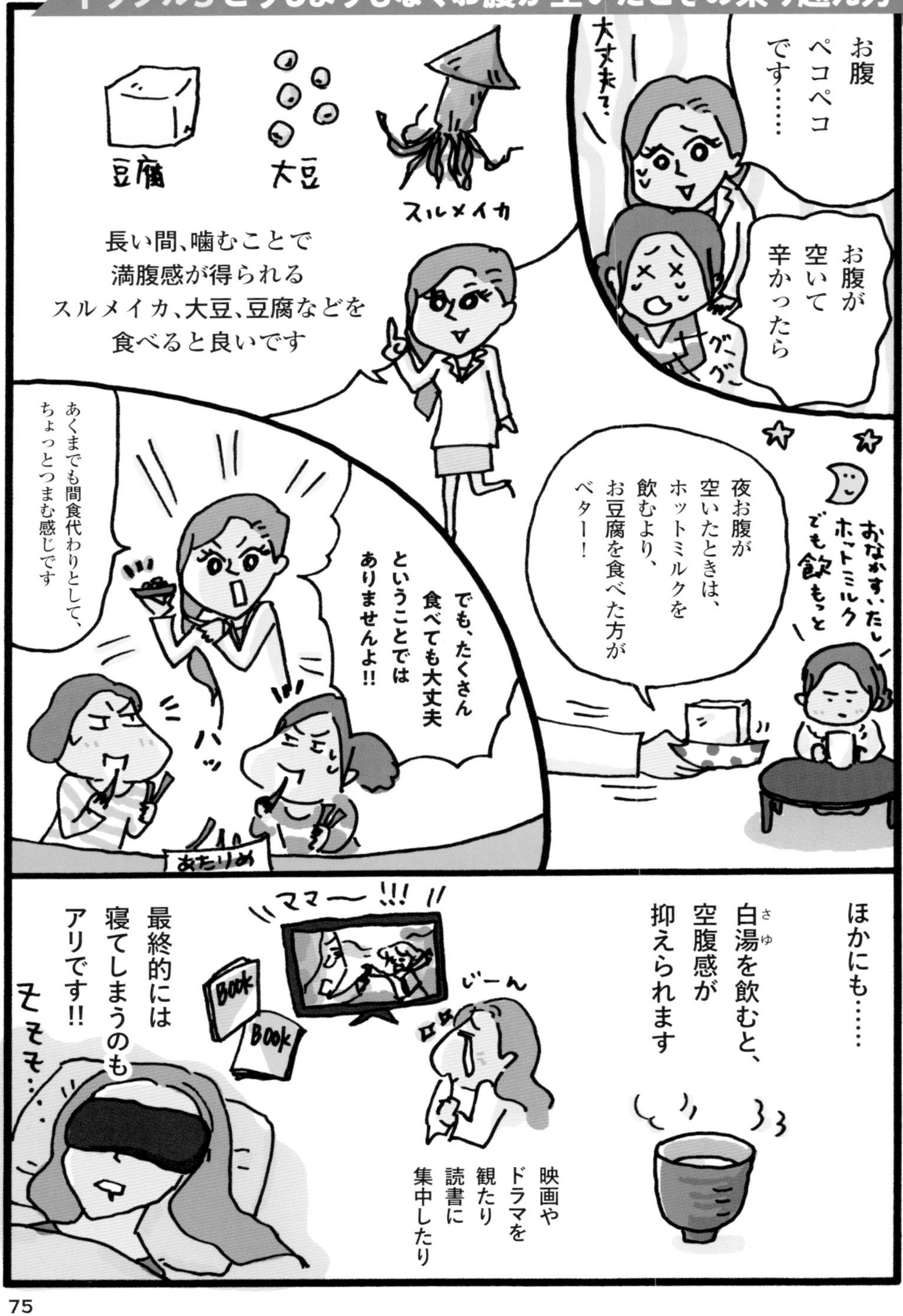
お腹ペコペコです……
お腹が空いて辛かったら
グーグー
豆腐
大豆
スルメイカ
長い間、噛むことで満腹感が得られるスルメイカ、大豆、豆腐などを食べると良いです
おなかすいたしホットミルクでも飲もっと
夜お腹が空いたときは、ホットミルクを飲むより、お豆腐を食べた方がベター！
でも、たくさん食べても大丈夫ということではありませんよ!!
あくまでも間食代わりとして、ちょっとつまむ感じです
ハッ
あたりめ
ほかにも……
白湯《さゆ》を飲むと、空腹感が抑えられます
ママー!!!
じーん
BOOK
BOOK
映画やドラマを観たり読書に集中したり
最終的には寝てしまうのもアリです!!

基本的に お酒は おススメしません！

ダイエット中にアルコールを飲むのが良くない理由は、カロリーや糖質の高さもありますが、**脂肪を燃焼するのに必要な筋肉を生成するためのエネルギーが、アルコールの分解に使われてしまう**から。なので、筋トレをした後にビールというのは、がんばった筋トレを台無しにしていることになってしまうのです。また、アルコールを飲むと腸内環境のバランスが崩れて、悪玉菌が増える原因になり痩せにくくなります。

また、飲酒量とがんの発生率は比例すると言われており、口腔《こうくう》がん、咽頭《いんとう》がん、食道がん、胃腸などの消化器系のがんを引き起こす原因になる恐れも。私が所属する「抗加齢学会」では、「アルコールは百害あって一利なし」と言われています。まずは普段飲むビールや発泡酒を、ウイスキーなどの蒸留酒に変えるところからスタートしましょう。

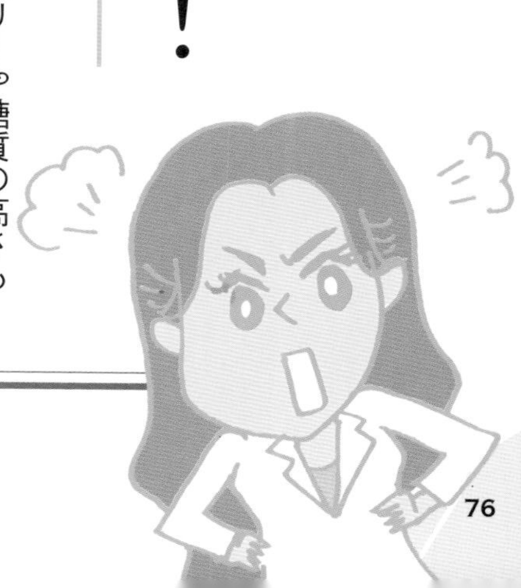

どうしても飲みたくなったら……

○ 1杯だけならOKなお酒

蒸留酒は少量なら飲酒OK

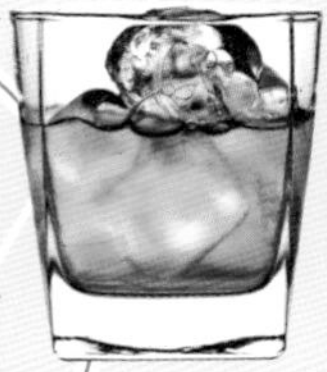

ウイスキー

醸造酒を蒸留して作った蒸留酒であるウイスキーは、不純物が少なく体内に残りにくい。ただ安いウイスキーは、不純物もあるので要注意。100mlで237kcalとカロリーは高いので飲みすぎはNG。

サワー・焼酎

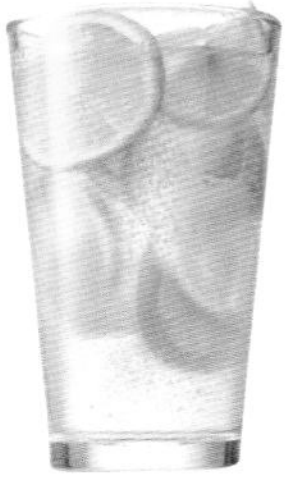

一般的な缶入りのサワーや居酒屋で飲めるサワーには、果糖ぶどう糖液を使用していることが多いのでダイエットに不向き。焼酎×無糖炭酸水に生レモンを絞ったレモンサワーが◎。

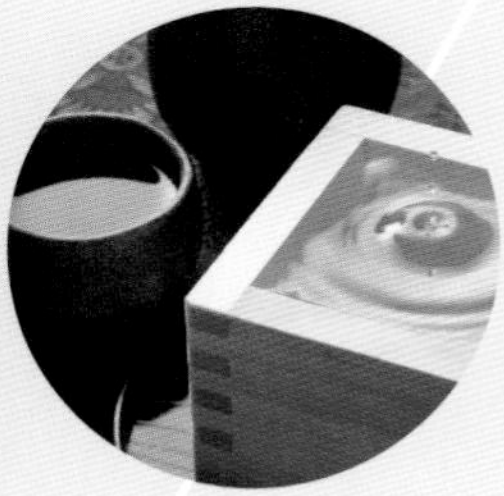

日本酒

米のでんぷん質が分解された成分、麹や酵母が生み出した味わい成分によって作られています。でんぷん質＝糖質は高く、体内に蓄積されやすいので飲めば飲むほどに太りやすくなります。

△ おススメしないお酒

糖質の高い醸造酒は太りやすい！

ビール

ビールはでんぷんを糖化させ、それを酵母によって発酵させたアルコール。なので炭水化物の塊。中ジョッキ1杯（500ml）が茶碗1杯の白飯とほぼ同じカロリーだとわかれば太るお酒だと納得。

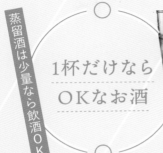

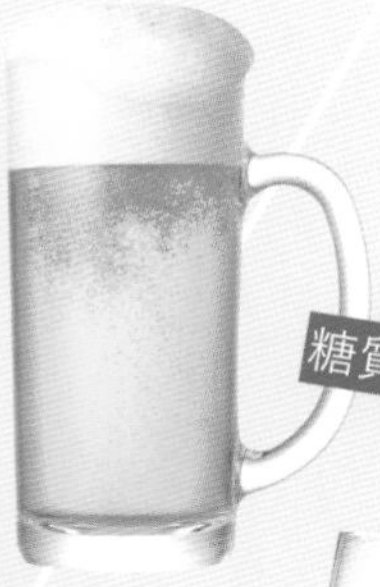

×

糖質ゼロ飲料は危険

現在、愛飲者が増えている「糖質ゼロのストロング系」アルコール飲料。アルコール数値が9%と高いうえ、人工甘味料などの添加物が多量に使われているので、ダイエット中だからと言って選ばずに、できるだけ避けましょう。

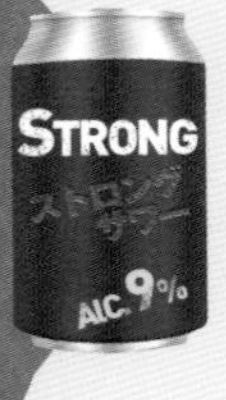

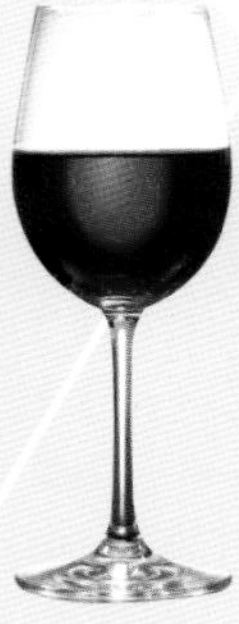

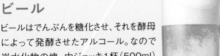

ワイン

糖度の高い果実であるブドウを発酵させたアルコール飲料なので、その糖質の高さは言わずもがな。ほとんどの赤ワインは酸化防止剤を含んでいます。

ストレス、PMSなどが原因の
「どうしようもない食欲」に
襲われて

食べたくなったら、食べちゃいましょう!!

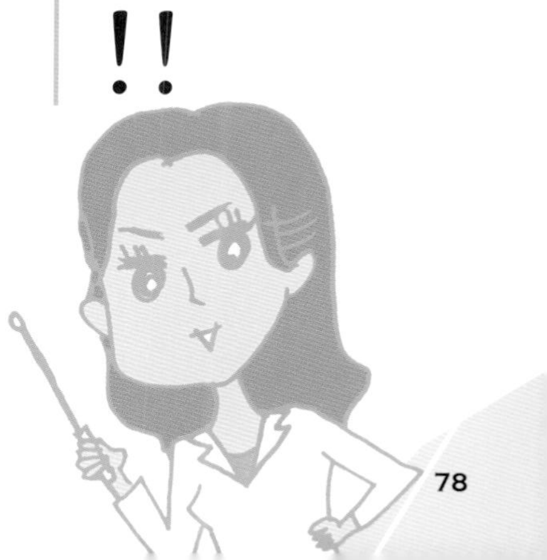

ダイエット中でも、お誕生日会や季節ごとのイベントで、食事のお誘いを受けることが考えられます。それを「ダイエット中だから……」と断るのは現実的には難しいもの。せっかく食事制限しているのにここで食べてしまうとまた元に戻ってしまう……と不安になるかもしれませんが、**我慢をしすぎるとストレスがたまり、後々の過食やリバウンドにつながる恐れもあります。**

ですから、そういう場合には**気にせず食べて、家族や友人との団欒《だんらん》を楽しむことをおススメします。次の日から調節すればいい**のです。例えば豪華なディナーの外食だったとしたら、次の日から2日間かけて食事量を調整し食べた分を相殺していくという方法です。食べ過ぎたことを慌てても仕方がないので、3日間うち残りの2日は夕食の炭水化物を減らすなどしてリセットするイメージです。

朝・昼・夕の三食の中でも、脂質が多すぎたな……と感じたら、次の食事は脂質を少なめにすることを意識するように、1日でのトータル摂取量を考えながら食事をする癖をつけるのも良いでしょう。例えば、ランチにラーメンやとんかつを食べたら、夕食は野菜中心にしたり、植物性のたんぱく質を摂るようにしたりして調整しましょう。心が満たされているときに出る神経物質セロトニンがダイエット中に減少するため、満足感を得るために食欲へと気持ちが傾いてしまうのです。ダイエット中に、いつもより「食べたい！」という欲求が強くなるのはこれが理由です。

「食べたいときは食べて、その後に調整する」というスタイルを身につけ、ダイエット中のストレスと上手につきあいましょう。

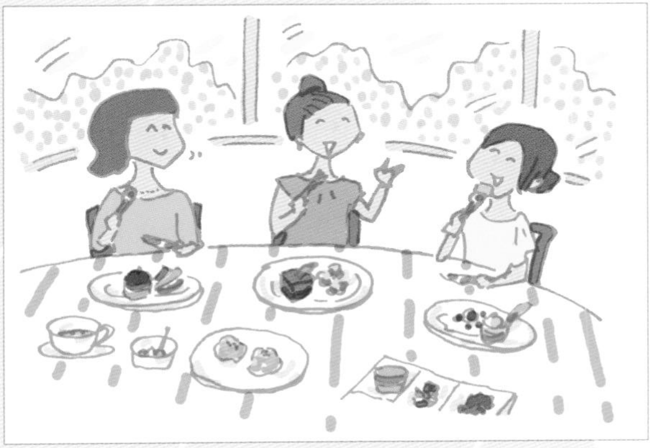

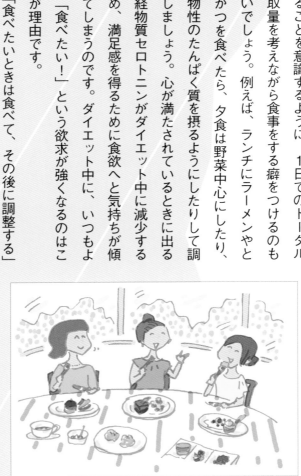

ダイエット中でも、楽しい会食は断らなくてもいいんです

Diet Column

Part 4

ごはんもパンも……
主食は茶色を!!

脳やカラダのエネルギーになる糖や食物繊維を含む炭水化物。その中でも食物繊維が多い「全粒穀物」を選ぶのがダイエット成功への近道です。

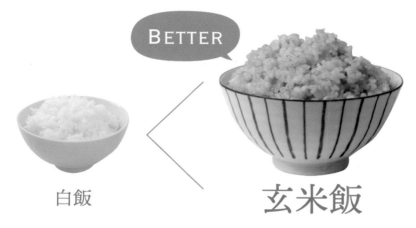

BETTER

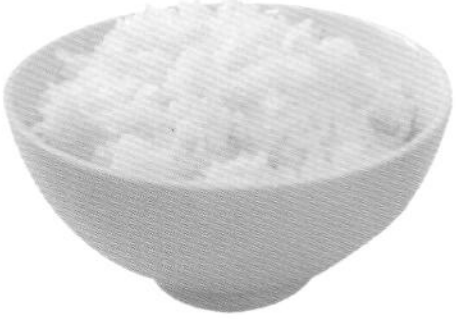

白飯

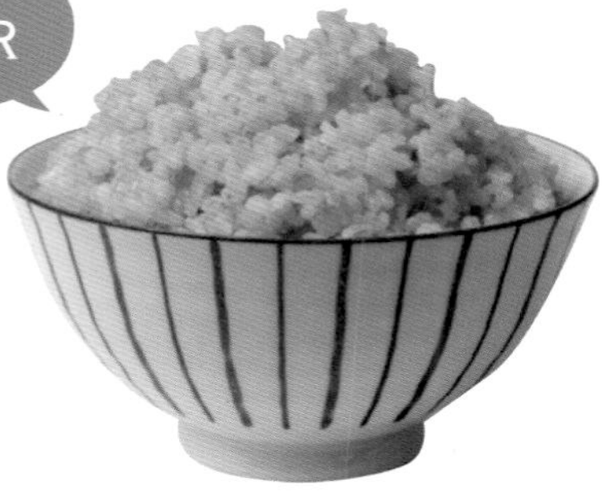

玄米飯

一般的に「全粒穀物」とは、精白していない穀物のこと。胚芽・胚乳・外皮すべてが含まれるため、茶色い色をしているのが特徴。ビタミン、ミネラルそして食物繊維が豊富で、GI値が低いため血糖値が上昇しにくくダイエットに適しています。また玄米に含まれる不溶性食物繊維には、体内で水分を取り込みふくらむ性質があるため、精白している穀物よりも少ない量で満腹感が得られます。

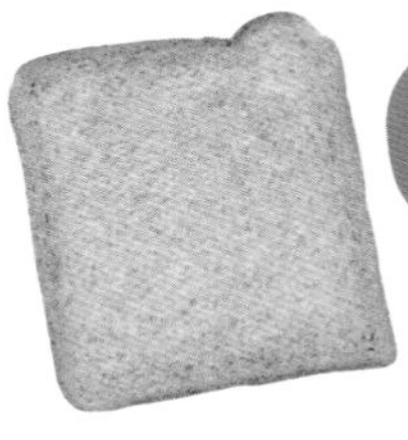

「全粒粉入りのパン」と表記されているものは少量の全粒粉しか含まれていないことが多いので注意が必要です。できる限り「全粒粉パン」を選びましょう。

PART 4

「ダイエット生活」を日常化する!!

リバウンドする原因は、痩せる前の食生活に戻ってしまったから。
痩せ体質を定着させるには、生活スタイルを変えることがマスト。

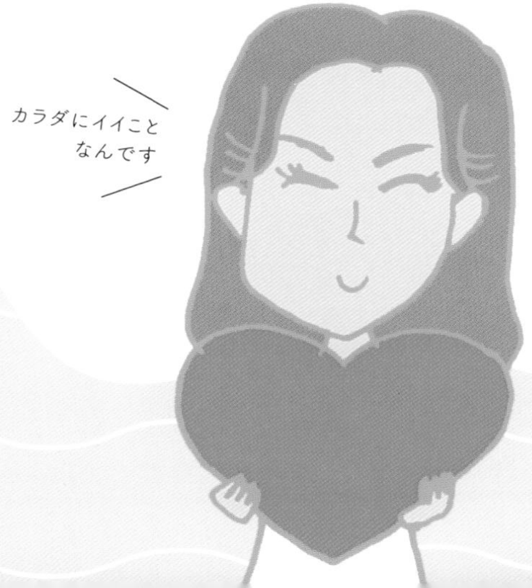
カラダにイイこと
なんです

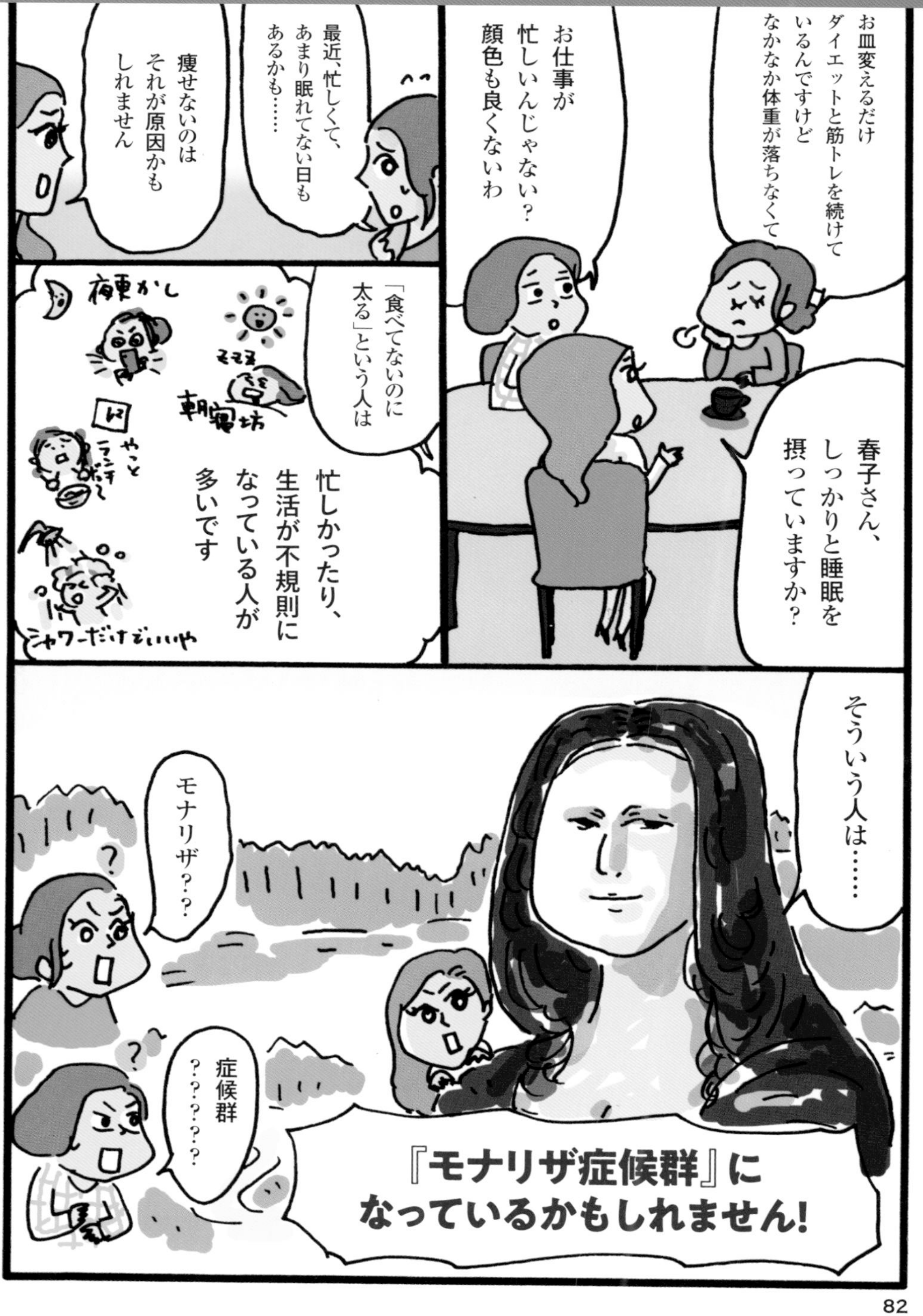
お皿変えるだけダイエットと筋トレを続けているんですけどなかなか体重が落ちなくて
お仕事が忙しいんじゃない?顔色も良くないわ
春子さん、しっかりと睡眠を摂っていますか?
最近、忙しくて、あまり眠れてない日もあるかも……
痩せないのはそれが原因かもしれません
「食べてないのに太る」という人は
忙しかったり、生活が不規則になっている人が多いです
夜更かし
朝寝坊
やっとランチだ～
シャワーだけでいいや
そういう人は……
モナリザ??
症候群?????
『モナリザ症候群』になっているかもしれません!

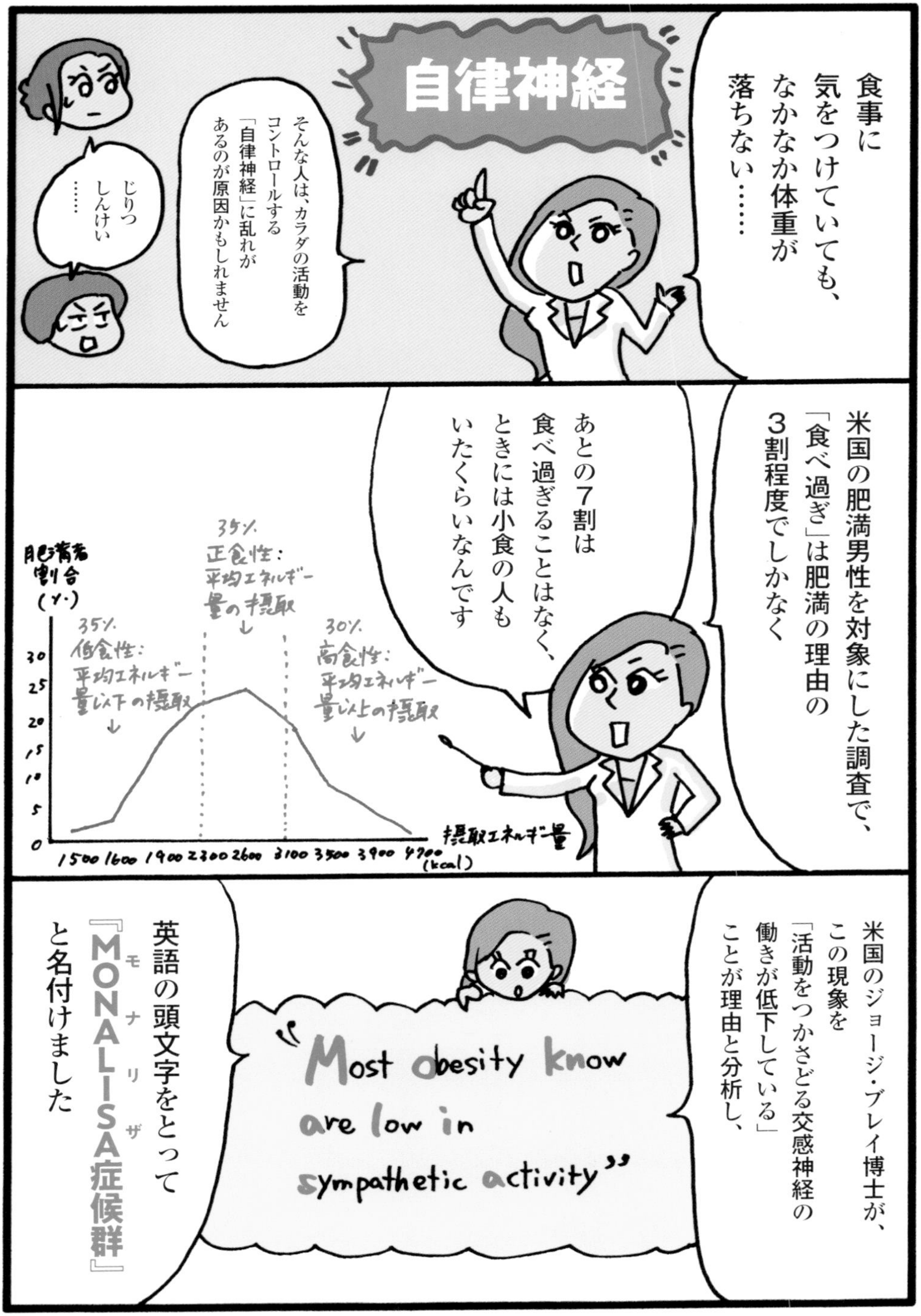
食事に気をつけていても、なかなか体重が落ちない……
自律神経
そんな人は、カラダの活動をコントロールする「自律神経」に乱れがあるのが原因かもしれません
じりつしんけい……
米国の肥満男性を対象にした調査で、「食べ過ぎ」は肥満の理由の3割程度でしかなく
あとの7割は食べ過ぎることはなく、ときには小食の人もいたくらいなんです
肥満者割合(%)
35%
低食性:
平均エネルギー量以下の摂取
35%
正食性:
平均エネルギー量の摂取
30%
高食性:
平均エネルギー量以上の摂取
30 25 20 15 10 5 0
1500 1600 1900 2300 2600 3100 3500 3900 4700 (kcal)
摂取エネルギー量
米国のジョージ・ブレイ博士が、この現象を「活動をつかさどる交感神経の働きが低下している」ことが理由と分析し、
"Most obesity know are low in sympathetic activity"
英語の頭文字をとって『MONALISA《モナリザ》症候群』と名付けました

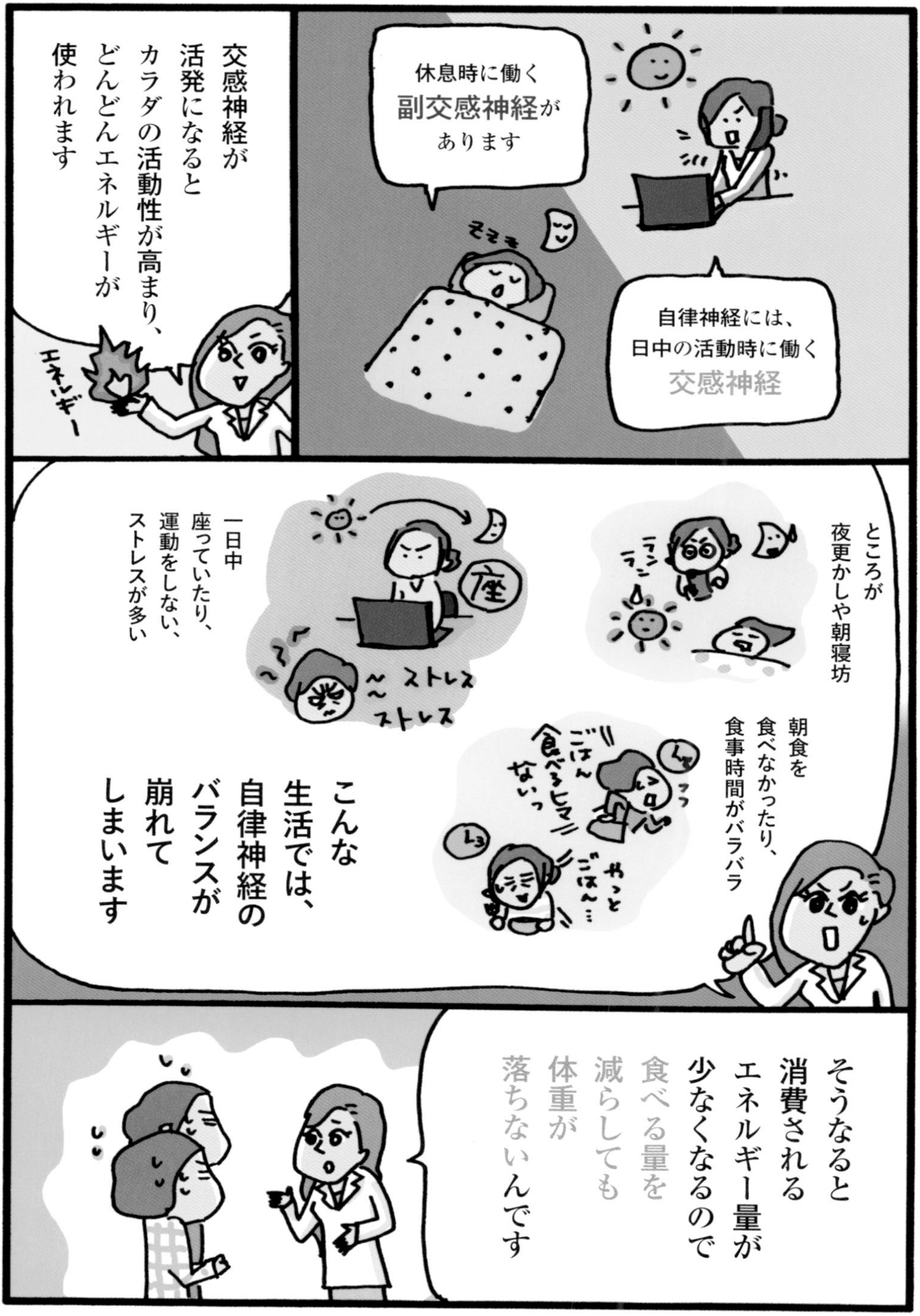
自律神経には、
日中の活動時に働く
交感神経
休息時に働く
副交感神経が
あります
交感神経が
活発になると
カラダの活動性が高まり、
どんどんエネルギーが
使われます
エネルギー
ところが
夜更かしや朝寝坊
朝食を
食べなかったり、
食事時間がバラバラ
ごはん
食べるヒマ
ないっ
やっと
ごはん…
一日中
座っていたり、
運動をしない、
ストレスが多い
座
ストレス
ストレス
こんな
生活では、
自律神経の
バランスが
崩れて
しまいます
そうなると
消費される
エネルギー量が
少なくなるので
食べる量を
減らしても
体重が
落ちないんです

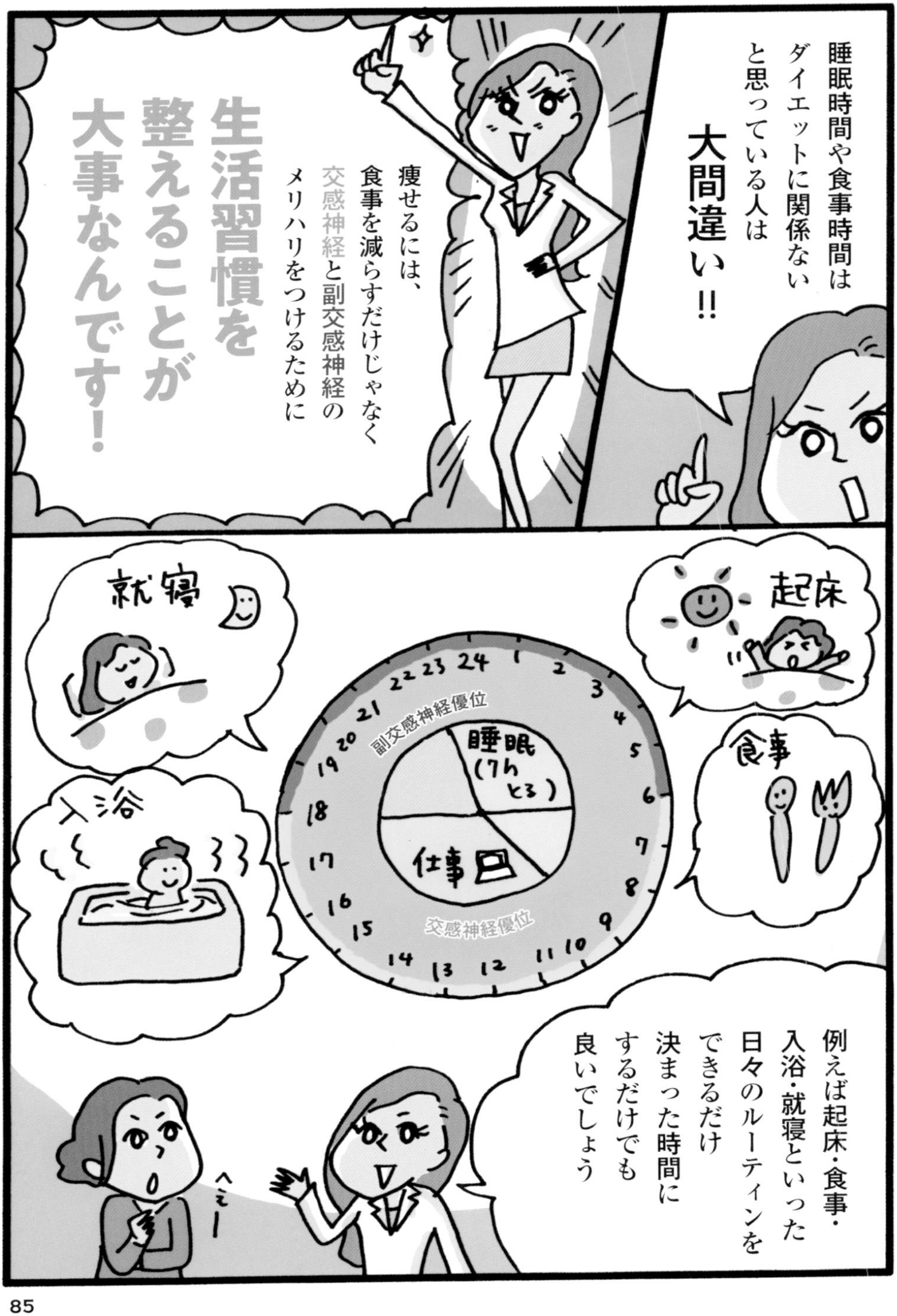
睡眠時間や食事時間は
ダイエットに関係ない
と思っている人は
大間違い!!
痩せるには、
食事を減らすだけじゃなく
交感神経と副交感神経の
メリハリをつけるために
生活習慣を
整えることが
大事なんです!
起床
就寝
食事
入浴
副交感神経優位
睡眠（7hとる）
仕事
交感神経優位
24 1 2 3 4 5 6 7 8 9 10 11 12 13 14 15 16 17 18 19 20 21 22 23
例えば起床・食事・
入浴・就寝といった
日々のルーティンを
できるだけ
決まった時間に
するだけでも
良いでしょう
へぇー

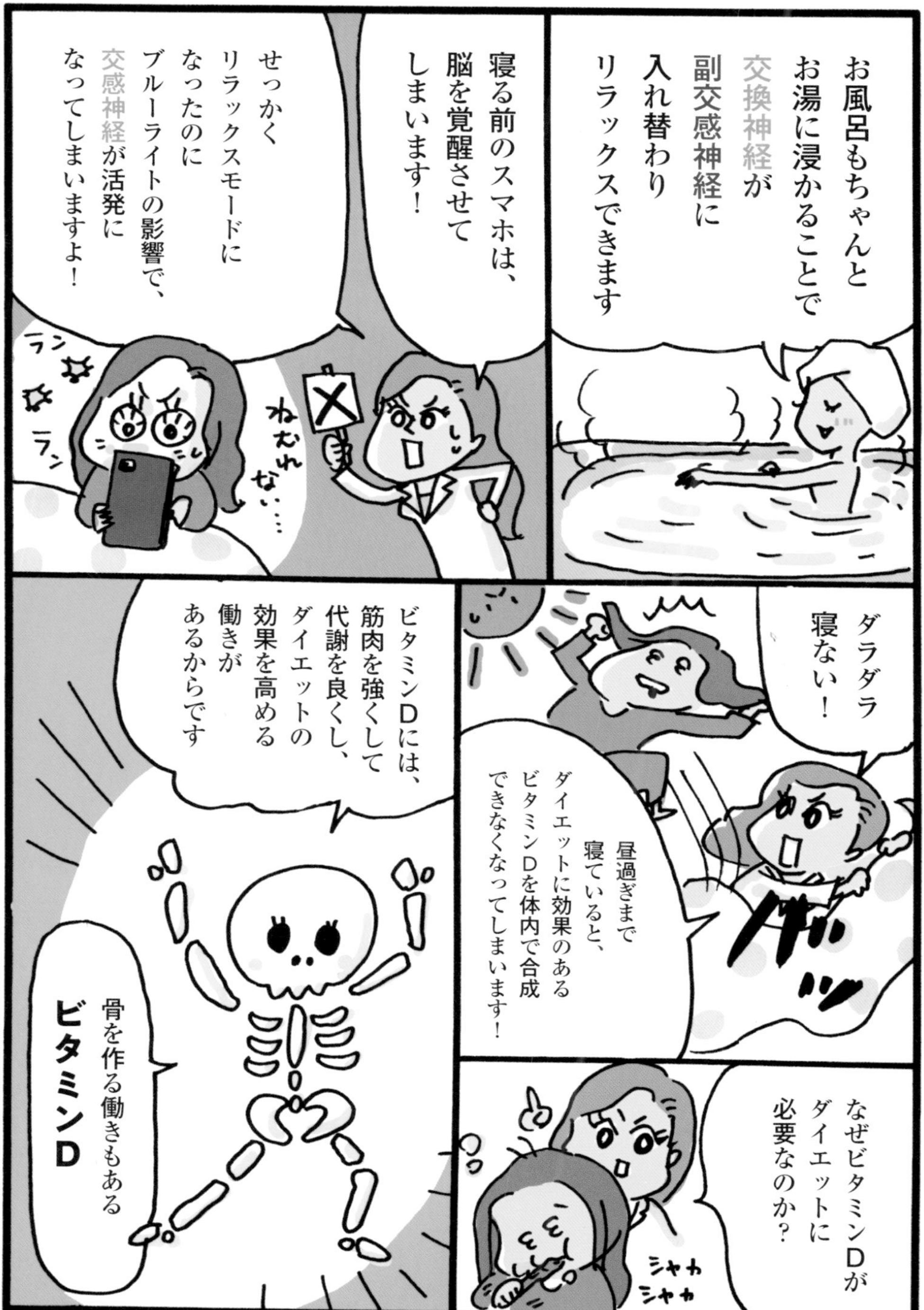
お風呂もちゃんとお湯に浸かることで交換神経が副交感神経に入れ替わりリラックスできます
寝る前のスマホは、脳を覚醒させてしまいます！
せっかくリラックスモードになったのにブルーライトの影響で、交感神経が活発になってしまいますよ！
ランラン
ねむれない…
ダラダラ寝ない！
昼過ぎまで寝ていると、ダイエットに効果のあるビタミンDを体内で合成できなくなってしまいます！
ガバッ
なぜビタミンDがダイエットに必要なのか？
シャカシャカ
ビタミンDには、筋肉を強くして代謝を良くし、ダイエットの効果を高める働きがあるからです
骨を作る働きもある
ビタミンD

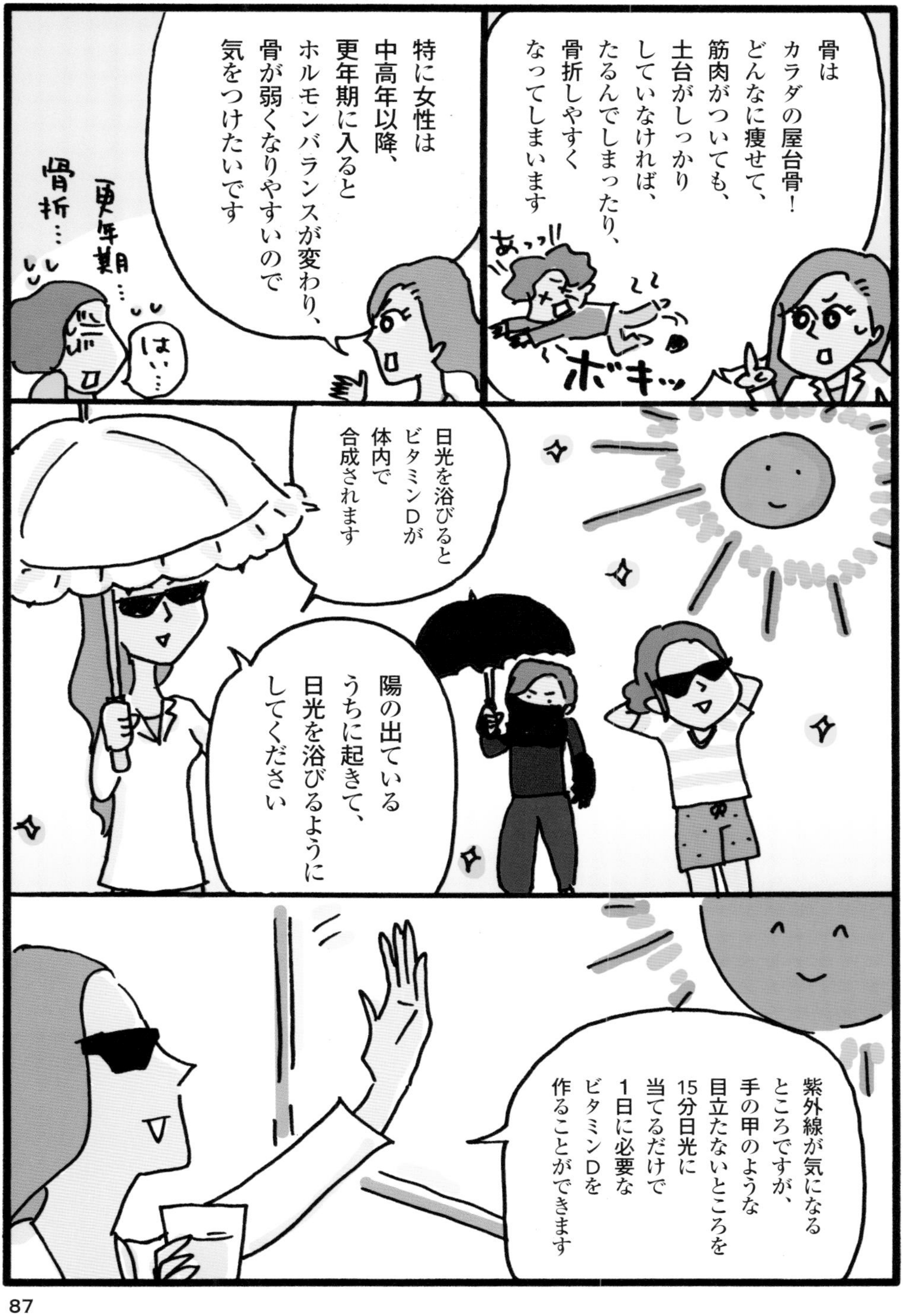
骨はカラダの屋台骨！どんなに痩せて、筋肉がついても、土台がしっかりしていなければ、たるんでしまったり、骨折しやすくなってしまいます
あっっ!!
ボキッ
特に女性は中高年以降、更年期に入るとホルモンバランスが変わり、骨が弱くなりやすいので気をつけたいです
更年期…
骨折…
はい…
日光を浴びるとビタミンDが体内で合成されます
陽の出ているうちに起きて、日光を浴びるようにしてください
紫外線が気になるところですが、手の甲のような目立たないところを15分日光に当てるだけで1日に必要なビタミンDを作ることができます

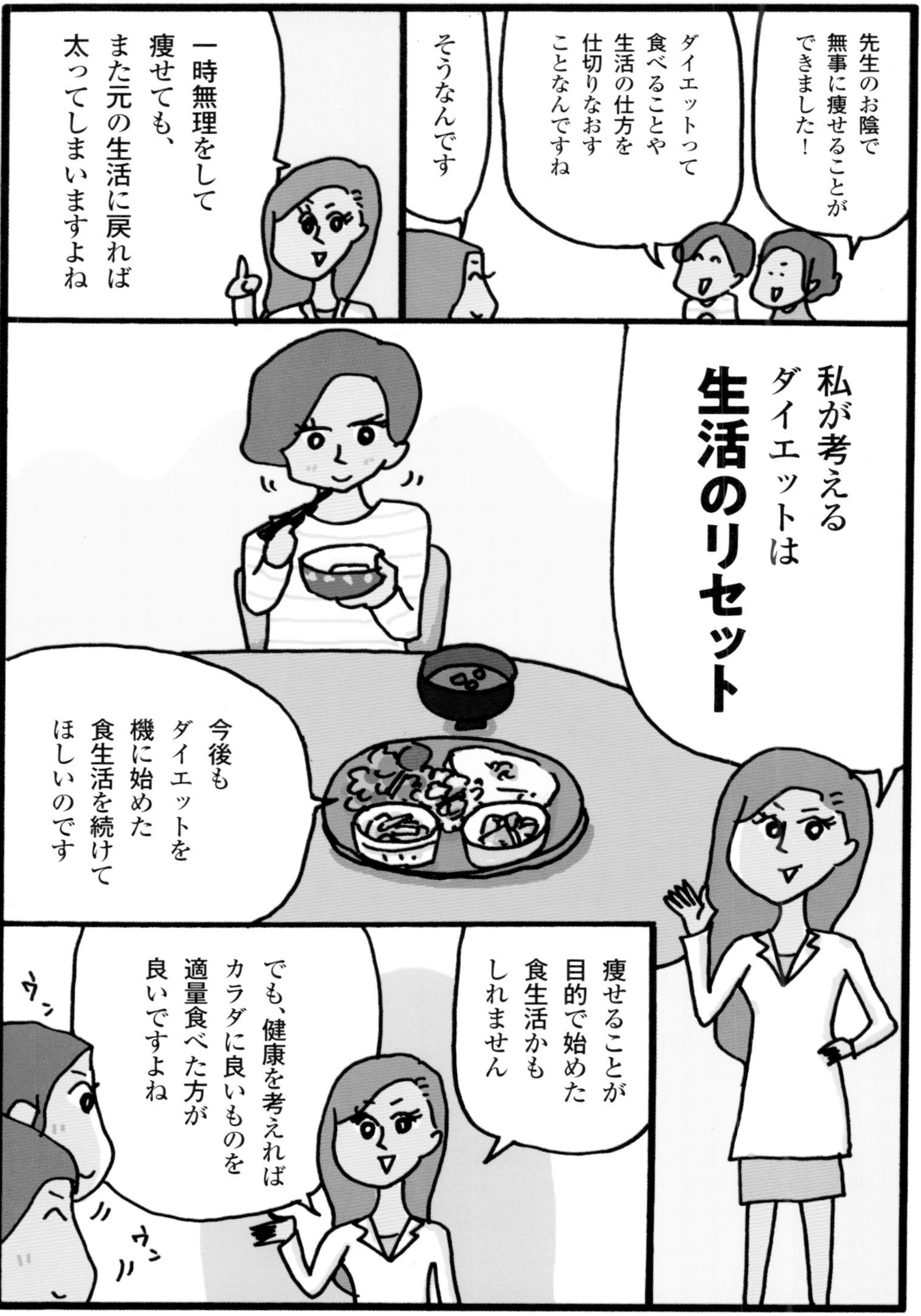

先生のお陰で無事に痩せることができました！
ダイエットって食べることや生活の仕方を仕切りなおすことなんですね
そうなんです
一時無理をして痩せても、また元の生活に戻れば太ってしまいますよね
私が考えるダイエットは
生活のリセット
今後もダイエットを機に始めた食生活を続けてほしいのです
痩せることが目的で始めた食生活かもしれません
でも、健康を考えればカラダに良いものを適量食べた方が良いですよね
ウン
ウン

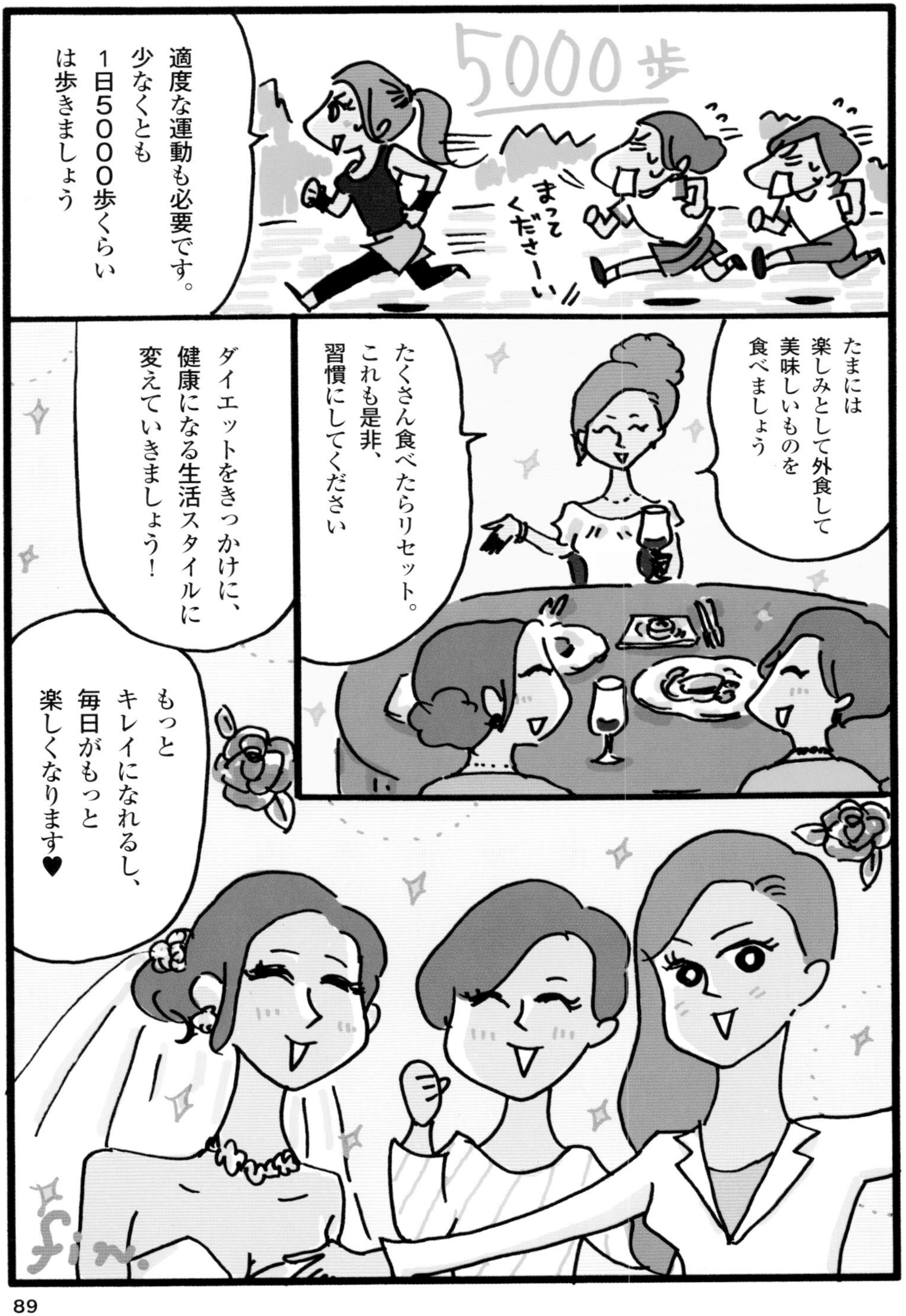
5000歩
まってくださーい
適度な運動も必要です。少なくとも1日５０００歩くらいは歩きましょう
たまには楽しみとして外食して美味しいものを食べましょう
たくさん食べたらリセット。これも是非、習慣にしてください
ダイエットをきっかけに、健康になる生活スタイルに変えていきましょう！
もっとキレイになれるし、毎日がもっと楽しくなります♥
fin.

痩せたければ、

体重に振り回されない！

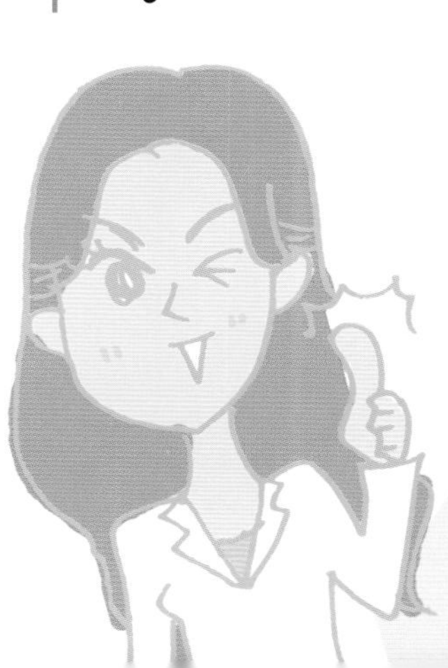

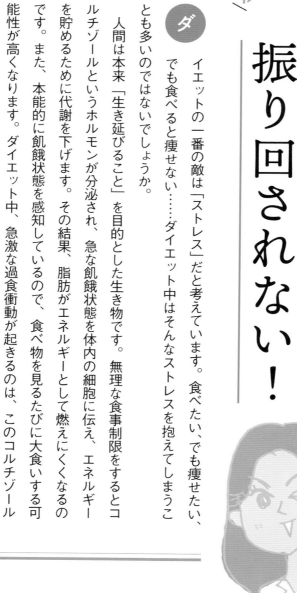

ダイエットの一番の敵は「ストレス」だと考えています。食べたい、でも痩せたい、でも食べると痩せない……ダイエット中はそんなストレスを抱えてしまうことも多いのではないでしょうか。

人間は本来「生き延びること」を目的とした生き物です。無理な食事制限をするとコルチゾールというホルモンが分泌され、急な飢餓状態を体内の細胞に伝え、エネルギーを貯めるために代謝を下げます。その結果、脂肪がエネルギーとして燃えにくくなるのです。また、本能的に飢餓状態を感知しているので、食べ物を見るたびに大食いする可能性が高くなります。ダイエット中、急激な過食衝動が起きるのは、このコルチゾールが原因なのです。

コルチゾールはストレスを受けると分泌されるとも言われています。したがって、**ス**

トレスを受ければ受けるほど、コルチゾールが分泌され、脂肪が代謝されにくくなり、痩せにくい体質に陥るという最悪の結果に。食べないダイエットをした人がリバウンドするのも、このようなことが要因だと考えられています。

私は**体重計に乗ってグラム単位の増減に一喜一憂するよりも、ボディラインに着目してダイエットをすることをおススメします。**g（グラム）よりcm（センチメートル）を信じましょう！ 体重を減らすことが、美しく痩せることではありません。例えば、ダイエットで54kgに痩せたとして、体重だけ落として痩せた54kgと、筋肉がついて痩せた54kgとでは、ボディラインの美しさが全く異なります。

「食べない」ことは、生理や代謝など、生きていくうえで大切なカラダの働きを止めることにもなる恐れがありますから、きちんとした食事を適切な量だけ摂るダイエットを心掛けてください。そして、最終的にダイエットは一時的なことではなく、生活スタイルを変えるきっかけだと思っていただきたいのです。それが無理なく、美しく、健康的に痩せ体質になれる一番の近道です。食べないダイエットをして摂食障害を体験した私だからこそ、説得力を持ってお伝えできると思います。

生活スタイルを変えて

ずっと変わらぬ〝痩せ体質〟に

「ダイエットは一時的なことではなく、生活スタイルを変えるきっかけ」と前の項でお話ししましたが、食事や運動以外の面でも、生活習慣の見直しは痩せ体質になるために大きく関わってくるのです。

アメリカで行われた肥満男性を対象にした調査で、肥満の主な原因が「自律神経に於ける〝交感神経〟の働きの低下が原因」と分析されました。

〝交感神経〟とはなんでしょう？　まず自律神経とは、内臓、血管などの働きをコントロールし、体内の環境を整える神経で、私たちの意思とは関係なく、すべての内臓、血管、分泌腺を支配しています。この自律神経には活動しているときに働く〝交感神経〟と、夜間の睡眠時など休息しているときに働く〝副交感神経〟があります。〝交感神経〟にスイッチが入っていると、カラダの活動性が高まるのでエネルギー消費が

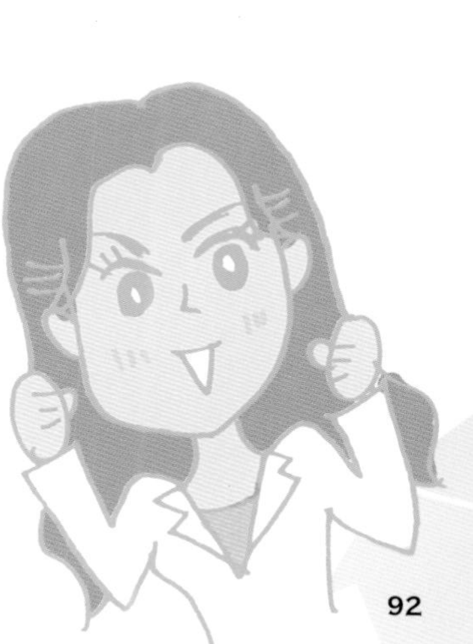